生活習慣病はクスリでは治らない

メタボにならないために

假野隆司　厚生労働省　近畿厚生局
統括指導医療官　医学博士

栄光出版社

生活習慣病はクスリでは治らない　目次

生活習慣病はクスリでは治らない

―メタボにならないために―

序　章　生活習慣病とはどんな病気か？

生活習慣病は生活習慣の不正常（不健康生活）が原因で発症する後天的非感染性慢性疾患です。したがって、生活習慣を正常（健康生活）化すれば治癒する可逆性疾患です。しかし、不健康な生活が度を越して長期間に亘ると機能的疾患が非可逆性の器質的疾患に変貌して元の健康体に戻れなくなります。その病状をさらに放置して不健康な生活を続けると最終的に致命的な脳・冠・腎血管疾患を発症して生命を失います。不健康生活の御三家は〝喰う〟、〝飲む（酒、タバコ）〟、〝カウチポテト（努力せずにサボって面倒なことから逃避して楽して運動しないでダラダラする）〟です。御三家が原因で発症する疾患が本書に登場する高血圧症、2型糖尿病、高脂血症、肥満症です。以上の疾患はメタボリック・シンドロームとして統括されたように各疾患は発症、増悪が要因相互に密に関連し、原因御三家も共通しているので非薬物療法（本書のクスリ以外療法）は同じです。

各疾患の診断は比較的容易ですが薬物療法は多岐にわたります。しかし、ガイドラインで系統的に確立しているのでさほど困難ではありません。しかし、治療は各疾患の原因が不健康な生活習慣ですから、治療は健康生活習慣へ回帰するだけでよいのですが、製薬会社の商業主義や小規模医療機関の経営不振という社会状況によって安易な薬物治療が広く行われ、クスリ以外療法に力を入れている医療機関はまれです。生活習慣病各疾患は〝一生治らない病気〟と思われているので、みなさんは薬物療法を始めると一生続けなければならないと信じ込んでいます。もし本当に一生治らない病気なら生活習慣病という軽い病名に総括したのはおかしなことです。また、診断は基準値が決まっているので比較的容易と述べましたが、生活習慣病（特に高血圧症、脂質異常症、肥満症）治療の歴史には基準値を下げて診断率を上げ市場を拡大しようとする作為的で大きな商業主義のうねりがありました。一生治らない生活習慣病治療薬は製薬会社のドル箱ですから、必然的に競合製剤が多く製薬会社の競争が熾烈です。このため、自社製剤の優位性の主張が〝度が過ぎる〟事が問題になっています。典型例は高血圧症治療薬研究で海外一流誌に投稿した論文の改竄問題でした。長く臨床医だった私は業界の裏事情に詳しいので論文改竄発覚のきっかけになったバルサルタン（ディオバン™：ノバルティス）問題は氷山の一角に過ぎず同様な改竄は広く長く行われ、生活習慣病治療に関係する臨床論文の半分以上は特定の製薬会社を引き立てる〝結論ありき〟論文と考えています。

従来は生活習慣病には漢方薬に大きな期待が寄せられていました。しかし、各疾患の原因が具体的に明らかにされて原因療法が開発された結果、脇に追いやられて治療シェアは低下し続けて、西洋薬、それも最新薬が圧倒的な主役の座を占めてしまいました。製薬会社は新製品は薬価が高く設定されジェネリックがないために値引きを少なくできるのでグロス利益が上がります。医療機関は最近は薬価差がないに等しい程小さくなっているので新製品を処方する経営的なメリットはあまりありませんが、ジェネリックを嫌うブランド志向は依然として健在です。患者もジェネリックを嫌う人が多いのです。日本人は〝最新〟〝新型〟という言葉に弱いのです。最新のルイ・ヴィトンでなければだめなのです。したがって、製薬会社、医療機関、患者の利害は大きく相違しません。こういった国民的な意識が背景になって我が国では生活習慣病は西洋薬最新薬物療法が主役であり続けられたのです。

このように生活習慣病最新西洋薬療法黄金時代の中、（２０１４年）日本人間ドック学会が高血圧、脂質異常症、体格指数（ＢＭＩ）の新基準値を発表しました。この基準にしたがうと糖尿病を除く各疾患の診断基準数値が上がって診断率が大幅に下がったために、最新西洋薬療法の適応ではない例に治療していた、という〝病気を作っていた〟事実が白日に曝されました。この結果、生活習慣病の原因御三家の治療を食事や運動療法などの生活習慣を健全化する原点に戻る見直しが必要になりました。このため本書は原因と治療に焦点を当てて内容を医師向けの教科書並みのレベルにするなかで治療は食事療法、運動療法に力を入れました。本書では〝度が過ぎる〟に焦点を当てて〝度が過ぎていない〟例に対する西洋薬療法の非合理性に言及する事に努力しました。

また、生活習慣病は健康食品・サプリメントメーカーにもドル箱です。西洋薬に抵抗がある人をターゲットにした大したエビデンスがない健康食品・サプリメントが世に氾濫しています。このため、本書はインターネットで各疾患に対するサプリメントを可能な限り発掘して問題点を考察しました。

本書は原因、治療は可能な限り原著論文を根拠にしましたが、製薬会社の御用学者と言われても仕方がないバルサルタン論文改竄問題に鑑みて改竄論文にかかわった大学の論文は信用できないので排除しました。またネガティィブな結論を出している論文を無視しないようにしました。各疾患の末尾に《治療は西洋薬か漢方薬かそれともクスリ以外か？》を設けて私の治療の優先順位を記しました。

第一章　高血圧症

【歴史】

中国春秋戦国時代の扁鵲《へんじゃく》が編纂したと伝えられ、現代でも漢方医学のバイブルの一編「黄帝内経《おうていだいけい》」が〝脈が鉄を打つように激しく触れる時が病の始まりで、塩を大量に摂ると強さは高くなる〟と著述して高血圧症にはじめて言及しました。しかし、その後は実に17世紀まで亘って医学的に目新しい発見や進捗はなかったのです。

1628年に英国のW・ハーベイは著書「心臓と血液の運動」で血液循環説を発表しました。血液は大静脈から心臓に入り、心臓から大動脈を経由して静脈へ一方通行で流れ全身を循環すると説明しました。それ以前は心臓から拍出される血液は肝臓で産生されると考えられていました。1733年に英国の生理学者S・ハルスはウマの頸動脈にガラス管を挿入してその高さが最高2.5mに達する事を発見して血流の圧力を確認しました。1828年にフランスのポイセリーが水銀U字管で動脈内圧を測定して初めて血圧値を㎜Hgで算出しました。

1878年にはオーストリアのバッシュが水銀U字管を改良して、水で満たされた袋を橈骨動脈に当てて拍動の消失点を収縮期圧と定めました。1896年になるとイタリアのS・ロッシュが上腕カフによって現在の血圧計と同じ原理の水銀血圧計を考案しました。米国の脳外科医クッシングはロッシュ式血圧計によって初めて手術前後の血圧を測定しました。1905年にロシアの軍医N・コロトコフが日露戦争従軍中に動静脈瘻の血管雑音を聴取した折に聴診器を使用して血圧を測定して拡張期血圧を発見しました。

以上のような歴史的経緯を経て測定された血圧値の生理学的な意義は1911年に米国の生命保険会社が血圧と心筋梗塞や脳卒中との関係を疑って保険加入者の血圧を測定して予後を調べた事が高血圧研究の嚆矢でした。治療に関しては20世紀前半の段階では安全でエビデンスのある降圧薬は開発されず、効能が甚だ怪しく副作用が問題になる瀉血、放射線療法、電気治療、温熱治療などが行われました。

エビデンスがある高血圧治療薬の最初の登場は1953年の交感神経抑制剤のレセルピンです。その後、1960年に利尿剤のトリクロメチアジド、1978年にβ受容体遮断剤の塩酸プロプラノール、1980年のCaブロッカーの塩酸ニカルジピン、1982年にはACE阻害剤のカプトプリル、1993年にはCaブロッカーのベシル酸アムロジピン、1998年にはARBのロサルタンカリウムが相次いで開発されました。高血圧治療を非専門医が行うようになったのはトリクロメチアジドが開発された1960年以降の事です。

【疫学】

1 我が国の血圧水準の推移

我が国の年齢調整した脳卒中死亡率は第二次世界大戦後に各種感染症が克服されると急速

に高率化して1965年に頂点に達しました。その後、1990年に脳卒中の罹患率と死亡率が低減して世界一の長寿国になりました（Ueshima, 2007）[1]。しかし、国民の血圧水準が低下したにもかかわらず、現在でも総人口の40％近い4000万人の高血圧症患者が推計されています。

2　高血圧による脳卒中と心疾患

血圧水準の高さに相関して脳卒中の罹患率と死亡率が高くなります。とりわけ高血圧症は脳卒中と特異的に関連し、我が国では2005年時点で脳卒中死亡率は心筋梗塞死亡率の3倍でした（Ueshima, 2007）[1]。しかし、最近は脳卒中死亡率が低下して心疾患の死亡率が脳卒中死亡率を上回るようになっています。血圧が高くなるほど脳卒中死亡率が高くなり（Asia Pacific Cohort Studies Collaboration, 2003）[2]ますが、病型的には脳梗塞より脳出血との関連性が強いのです。収縮期圧の10㎜Hg上昇で脳卒中死亡率リスクは男性約20％、女性約15％高くなります。

高血圧症と心疾患も脳卒中より低率ですが相関性があります。男性は収縮期圧が10㎜Hg上昇すると冠動脈疾患死亡率が約15％高くなります。循環器疾患リスクは収縮期圧が拡張期圧や脈圧より相関性があります（Asia Pacific Cohort Studies Collaboration, 2003）[2]。

3　食塩摂取量

かつて、我が国で高血圧症が多く脳卒中（脳出血）が多発した原因は食塩の過剰摂取でした。ＩＮＴＥＲＳＡＬＴ研究によると、24時間蓄尿で確認した食塩摂取量が多い集団は血圧が高く、また個人の食塩摂取量と血圧は正に相関します（Intersalt Cooperative Research Group, 1988）[3]。現在の我が国の食塩摂取量は男性は１日12ｇ程度、男性よりエネルギー摂取量が少ない20歳代女性で10ｇ程度です（Intersalt Cooperative Research Group, 1988）[3]。脳卒中が多かった１９５０年代の東北地方では一日25ｇにも達していました。「健康日本21」は食塩摂取量の目標値を男性9.0ｇ未満、女性7.5ｇ未満と定めました（Intersalt Cooperative Research Group, 1988）[3]。

4　肥満との関係

我が国は欧米先進国より肥満者は少数です。しかし、男性の肥満度の体格指標（ＢＭＩ：体重〈kg〉／身長〈m〉[2]）は年々増加しています。しかし、女性は50歳まではむしろ低下傾向にあります。かつての我が国の高血圧症の特徴は食塩摂取量が多くて痩せ型の患者が多数を占めましたが、最近は、特に男性で肥満症例が増加しています。米国は１９９０年代以降はＢＭＩの増加傾向が著しく、メタボリック・シンドロームを伴う高血圧症が大きな比重を占めています。ちなみに我が国のＢＭＩの平均は23・5ですが、米国では28・0以上です。

5　高血圧未治療者問題

我が国の高血圧症の未治療率は140／90㎜Hg以上を高血圧症とすると30歳、40歳代で80〜90％と推定されています。2000〜2001年に実施された事業者検診で、30歳代で男女ともに70％、40歳代・50歳代44％、60歳代39％が未治療で、50歳代男女の高血圧認識率は71〜77％でした。更に、降圧治療を受けている患者の家庭血圧の約半数が家庭高血圧症の事実から管理不十分が指摘されています（大久保、ほか，2003）[4]。

6　公衆衛生と高血圧症

脳卒中死亡者の半数以上がI度高血圧症（収縮期圧160㎜Hg未満／拡張期圧100㎜Hg未満）以下の病型です（NIPPON DATA80，2003）[5]。したがって、血圧が高い患者だけでなく、国民の血圧レベルを低下させる環境整備の必要性が叫ばれました。国民の血圧レベルに影響を与える要因は年齢、食塩・K摂取量、タンパク質、Ca，Mg、脂肪酸、肥満度、アルコール摂取量、身体活動量です。文明化地域では年齢を重ねると血圧レベルが高くなりますが、この最大要因は食塩の過剰摂取です（Intersalt Cooperative Research Group，1988）[3]。我が国の食塩摂取量は依然として多いので減塩が必要です。1日3gの減塩で収縮期圧は4㎜Hg低下します。

男性の血圧が女性より高い最大要因は肥満です。また中年期男性の多量飲酒も重要要因です。古くから血圧は遺伝的要因と関係すると考えられてきましたが、未だに明らかではありません。血圧がわずかに低下するだけで脳卒中や心筋梗塞の罹病率・死亡率が低下します。

例えば収縮期圧が２㎜Hg低下すると脳卒中罹患率は6.4％、虚血性心疾患罹患率は5.4％低下します。総ずると年間の脳卒中死亡者は９０００人程度減少し、日常生活動作（ＡＤＬ）低下者も３５００人程度減少します。さらに、虚血性心疾患死亡者も４０００人減ります。それ故、高血圧症患者への減塩指導を徹底する必要があります。

【原因】(6)

血圧の調節は中枢神経、末梢神経、副腎、甲状腺などの数多くの臓器と組織が関与しますが、血圧は血行動態的には心拍出量と末梢血管抵抗の積で決まります。本態性高血圧症の発症は心拍出量の増加と末梢抵抗血管の可逆的収縮が原因です。本態性高血圧症は遺伝的素因と環境要因が相互に関連して40歳代後半に発症します。本症は基本的には進行性疾患ですが、降圧薬治療の反応性が良好です。一方で老年期の収縮期高血圧は大動脈の硬化が原因です。大動脈硬化に加齢と種々の環境因子が関係しますが、遺伝的要因は明らかではありません。血圧調節に関係する心拍出量と末梢血管の抵抗には多くの因子が関係します。いずれの因子障害も高血圧発症の原因になりますが、現実には本態性高血圧症は複数の因子異常で発症します。しかし、原因が何であっても確立した高血圧症は末梢血管抵抗が末梢血管の機能的収縮や器質的肥厚で増大した病態で、多くの症例の心拍出量は正常に維持されています。

1　遺伝的要因

本態性高血圧症の遺伝性は発症要因の20〜40%を占める事実と兄弟を対象に24時間血圧で評価した高血圧規定要因の61%を占める事実から間違いありません。血圧調節には多くの遺伝子が関係しますが、原因遺伝子は未だ特定されていません。しかし、関連が推測される多型性を示す複数の候補遺伝子が発見されています。特にレニン―アンジオテンシン（RA）系に関連する遺伝子が注目され、アンジオテンシノーゲン遺伝子のM235T多型が食塩感受性高血圧と関係していると考えられています。原則的には単一遺伝子で発症する高血圧症は二次性高血圧症です。多くは腎臓の尿細管でのNa再吸収促進病態です。Ca遮断薬、アンジオテンシン受容体遮断薬（ARB）、ACE阻害薬、利尿薬、β遮断薬などの降圧薬に対する降圧反応の個体差は遺伝子と関係するので遺伝子解析が必要です。すでにβ遮断薬の反応性のβ受容体遺伝子多型が明らかになっています。

2　環境要因

環境要因は生活習慣と密接に関連します。高血圧症関連の代表的環境要因は食事、肥満、運動、ストレスです。

(1)　食事

食塩（NaCl）が最も重要な環境要因です。果物が主食の未開住民は加齢によって高血圧症を発症しません。食塩の摂取量が1日3g以上で血圧が上昇しますが、我が国の平均食塩摂取量は1日11～12gです。コレステロールや飽和脂肪酸の含有量が多い食事も動脈硬化の原因になるので高血圧症の発症要因です。

(2) 嗜好品

過剰なアルコール摂取が高血圧の原因になる事は疫学研究で分かっています。100%エタノール換算で1日摂取量男性30ml、女性15ml以上の飲酒で血圧が上昇します。喫煙は急激に血圧を上昇させますが、持続的な高血圧の原因にならないと考えられてきましたが、最近の大規模コホート研究で高血圧症のリスク因子である事が明らかになりました。喫煙中と喫煙30分までは血圧が上昇するので外来血圧が正常でも24時間血圧が高血圧を示す症例が存在するので喫煙は仮面高血圧症の原因になります。また、喫煙は重症高血圧症、心血管系の臓器障害の原因になります。その他、コーヒーなどのカフェイン系飲料は一過性に血圧が上昇します。

(3) 肥満

肥満が高血圧症の原因であるのは多くの疫学研究で明らかです。その血圧上昇機序はインスリン抵抗性、レプチン上昇、レニン―アンジオテンシン―アルドステロン系や交感神経系の亢進、食塩感受性の亢進、エンドセリンの上昇、NOの減少などです。以上の要因は脂肪細胞が分泌するアディポサイトカイン（第四章肥満症参照）による末梢血管抵抗の増大と関係します。

（4）その他

車社会の運動不足も高血圧発症と関係があります（第四章肥満症参照）。またストレスが多い生活環境も原因になります。ストレスは交感神経系を刺激して腎臓のNa排泄を抑制します。さらに血管内皮障害の原因になります。

3　レニン－アンジオテンシン－アルドステロン（RAA）系（図1）

レニンは腎臓の傍糸球体細胞から圧受容体、交感神経系、電解質調整系に制御されて分泌される酵素です。レニンは肝臓で産生されたレニン基質のアンジオテンシノーゲンに作用してアミノ酸10個の生物活性がないアンジオテンシンⅠ（AⅠ）を産生します。AⅠは循環血液中のアンジオテンシン転換酵素（ACE）によってアミノ酸8個のアンジオテンシンⅡ（AⅡ）に変換されます。ACEは降圧作用があるブラジキニンの分解酵素キニネースⅡと同一酵素ですからブラジキニンを分解します。AⅡは副腎皮質球状層のタイプ1受容体に結合してアルドステロンの産生・分泌を促進するとともに血管平滑筋のタイプ1受容体に結合して末梢血管を収縮させます。

腎臓で産生される不活性プロレニンは腎臓の酵素作用で活性レニンに変換されます。一方で循環血中のプロレニンは心臓と腎臓のプロレニン受容体に結合してTGF－βを産生して

図1　レニン－アンジオテンシン－アルドステロン（RAA）系

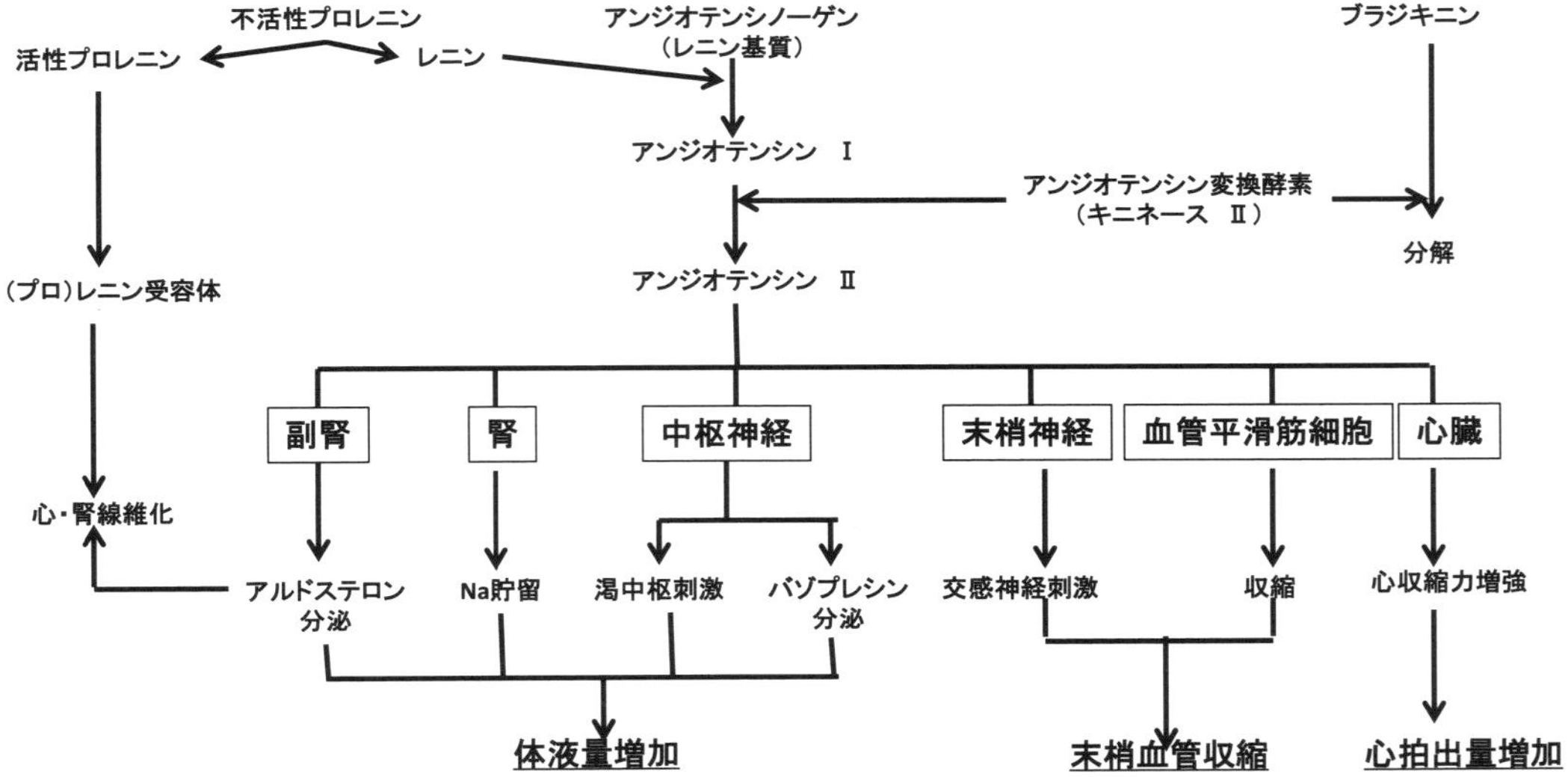

線維化作用を示します。AⅡ受容体にはサブタイプがあって、通常、タイプ2受容体作用はタイプ1受容体作用に拮抗します。アルドステロンは腎臓の遠位尿細管から集合管に作用してNaイオンを再吸収してKイオンとHイオンを排泄します。以上のレニンからアルドステロン作用に至る一連の流れがRAA系です（図1）。

全身性RAA系の亢進は血圧上昇作用として機能します。RAA系ではレニンが律速因子ですから、血漿レニン活性（PRA）がAⅡ産生量を規定します。PRAはレニン基質とレニンを含む血漿が一定時間に産生するAⅠ量で評価します。本態性高血圧症では傍糸球体細胞が高圧を受けるのでPRAは当然低値になると考えられますが正常値や高値の症例が存在します。この理由は腎臓の個々のネフロンの異質性のために虚血性のネフロンがレニン分泌を亢進するとの説と交感神経系の亢進がレニン分泌を亢進させるとの二説があります。全身性RAA系とは別に中枢神経系や心臓血管系には独自の局所性RAA系があり血圧の調整や臓器障害と関係します。またアルドステロンは腎臓以外に直接心血管系に作用しますが、その線維化作用が臓器障害の原因になります。

4 交感神経系

交感神経系は多くの因子の相互作用で心拍出量と末梢血管抵抗を制御し血圧を調整しています。交感神経系が機能亢進すると心臓はβ_1受容体刺激によって心筋収縮力と心拍出量が増大し、末梢血管はα_1受容体刺激による血管収縮で末梢血管抵抗が増加して血圧が上昇します。

若年者の多くは高血圧症発症初期は交感神経機能が亢進しています。すなわち、血漿ノルエピネフリンの増加や心臓への交感神経ドライブの亢進、骨格筋への交感神経インパルスの亢進などが認められます。また放出されたノルエピネフリンの神経性の再取り込みが障害されます。

いずれにしても、血漿ノルエピネフリンの増加が初期の血圧上昇の原因になり、血管肥厚の原因となって高血圧が維持されます。肥満や睡眠時無呼吸症候群に併発する高血圧症も交感神経系の機能亢進が原因です。また、交感神経活動の中枢である頭側延髄外側野周辺の動脈による圧迫が交感神経機能を亢進して持続的高血圧を発症します。交感神経系は延髄の血管運動中枢と脊髄から心臓、血管、腎臓に遠心路を出して血圧を調節していますが、血圧が上昇すると大動脈弓と頸動脈洞の圧受容体から求心経路を経由して血管運動中枢にシグナルを送り副交感神経系機能を亢進させて心拍出数は減少、末梢血管の抵抗が低下して血圧は低下します。

5　腎臓と食塩

腎臓はレニン分泌とNa（体液量）排泄作用で血圧を調節しています。健常者は血圧が上昇すると尿細管のNa再吸収を抑制してNaと水の排泄量を増加させて体液量を減少し血圧を下げます。この現象が圧利尿です。腎臓の体液量調節は長期のコントロールに極めて重要で、わずかな腎潅流圧の変化でもNaと水の排泄に大きく影響します。本態性高血圧症はこの圧利尿曲線がリセッティングしているので一定のNaを排泄するには健常者より高い腎臓潅流圧が必要です。食塩非感受性高血圧は圧利尿曲線が右にシフトした輸入細動脈が収縮した病態です。一方、食塩感受性高血圧は糸球体のNa濾過量の減少または尿細管のNaの再吸収が亢進して圧利尿曲線の勾配が鈍化した病態です。

腎臓の圧利尿曲線にはＲＡＡ系、交感神経系、Na利尿ペプチドなどの多因子が関係しますが、なかでもＲＡＡ系が重要です。腎機能が障害されるとNaと水の貯留、レニンの分泌亢進によって血圧が上昇します。この病態が二次性高血圧症の腎実質性高血圧症です。高血圧症の一成因に腎機能が正常な遺伝的Na排泄障害が存在します。本病態は一定量以上のNaを摂取するとその排泄のためにNa^+-K^+ＡＴＰａｓｅの阻害物質が血中に分泌されて腎臓のNa排泄を促進しますが、血管床のNa^+-K^+ＡＴＰａｓｅ阻害で細胞内のNaが増加してNa^+-Ca^{++}交換系が抑制され細胞内Caの増加で末梢血管抵抗が増加して高血圧症を発症します。

他にネフロン減少説があります。本態性高血圧症はネフロン数が減少してNaの排泄が不十分で血圧が上昇するとの説です。ヒトのNaClの１日必要量は３ｇ以下ですが、現代文明ではそれよりはるかに多い食塩を摂取しています。腎臓がNaを十分に排泄できないと体液が増加して心拍出量が増大して高血圧症を発症します。また、Na^+-KＡＴＰａｓｅの阻害物質も高血圧症の成因です。さらに、食塩の過剰摂取はNaが血管細胞内のCaを増加させてＡⅡタイプ１受容体のアップレギュレーションと酸化ストレスが原因で血圧が上昇します。

腎臓の食塩排出障害によって体液量が増加すると心拍出量が増大しますが、長期的には末梢の血管床は循環血流量を一定に保持するために末梢血管抵抗を増大して心拍出量を正常に復します。この観点から高血圧症の初期は心拍出量が増加しますが、確立した高血圧症は末梢血管抵抗性だけが増大しています。

6 血管機能

生体には数多くの血管収縮物質と血管拡張物質があり血管の緊張性維持に関与しています。高血圧症発症初期は抵抗血管が機能的に収縮して末梢血管抵抗が高くなりますが、長期化すると血管が肥厚して高血圧が維持されるようになります。機能疾患の段階では血管の収縮能は亢進して弛緩能が障害されます。以上の変化に血管内皮の障害が加わります。高血圧状態が長期間持続すると構造的に変化します。細胞の肥大、細胞外基質の沈着化、炎症性リモデリングです。

(1) 血管内皮機能

血管内皮細胞は一酸化窒素（NO）、内皮由来過分極因子（EDHF）などの弛緩物質、エンドセリン、トロンボキサンA_2などの収縮物質を放出して血管の反応性や緊張性を調節しています。高血圧症では血管内皮細胞が障害されてNO合成が障害されます。NOを介した内皮依存性血管障害は高血圧症の原因になります。また、急激な血圧の上昇は内皮機能を更に障害します。

（2）細胞膜障害

高血圧症では血管床の細胞膜の障害で血管が収縮して血圧が上昇します。いずれもNa^+イオンの細胞内外の移動異常で、Na^+-H^+交換系、Na^+-Ca^{++}交換系、Na^+-Li^+カウンタートランスポート、Na^+-K^+-ＡＴＰａｓｅ、Na^+-K^+コトランスポートの障害です。以上の障害のなかには高血圧症のマーカーで原因ではないものも含まれますが、いずれにしても細胞膜障害でNa^+イオンが細胞内に流入して細胞質内のCa^{++}イオンが増加すると高血圧になります。

7　心臓

血圧は心拍出量と末梢血管抵抗の積で決定するので心臓は血圧調節の重要臓器です。若年者高血圧のβ受容体機能亢進症は心拍数の増加で心拍出量が増加して高血圧となります。一方で、通常の高血圧症は心拍出量は正常で、末梢血管抵抗が増大しているので、心臓の果たす役割は大きくありません。しかし、高血圧症発症初期には腎臓のNa排泄障害で体液量が増加するので心拍出量は増大するものの自動調節で末梢血管抵抗が増大して心拍出量を正常化して高血圧を維持します。したがって心臓は高血圧症発症初期だけ重要な役割を担います。また、心臓は心房性Naペプチド（ＡＮＰ）と脳性Naペプチド（ＢＮＰ）を分泌してNa利尿、降圧作用を果たします。高血圧症では両ペプチドは増加しますが、高血圧症の成因ではなく代償的増加です。

【診断】

1　診察室（医療環境下）血圧

高血圧症の診断は正しい血圧測定が前提です。血圧の測定は診察室で水銀血圧計、アネロイド血圧計を用いた聴診法あるいは水銀血圧計による聴診法と同程度の精度の自動血圧計でカフの位置を心臓の高さにして測定します。ちなみに、近年のヨーロッパでは水銀の環境汚染を理由に水銀血圧計は忌避されています。診察室血圧は今でも高血圧診療のスタンダードですがその臨床的価値に多くの異論があります。しかし、日本高血圧学会高血圧治療ガイドラインの指針[7]に従った診察室血圧は無視した診察室血圧より真の血圧を反映して24時間自由行動下や家庭血圧と同等の臨床的価値があります。しかし、現測定指針は軽視ないし無視されています。

　今日では診察室血圧測定は電子血圧計が多くなりました。聴診法の血圧測定は最後が0か5になるという末端数字問題や聴診間隙問題があります。成人の血圧測定はカフのゴム嚢のサイズはＪＩＳ規格で幅13㎝、長さ22～24㎝と定められていますが、国際的にはゴム嚢の幅は上腕周囲の40％以上で長さは上腕周囲の80％以上をとり囲む製品が推奨されています。

　下肢動脈（大腿動脈、膝窩動脈、足背動脈）の拍動が微弱ないし触知できない場合、閉塞性動脈硬化症、大動脈縮窄症の鑑別のため下肢血圧を測定します。下肢血圧の測定は足首に上腕用のカフを巻き膝窩動脈を聴診します。

　期外収縮などの不整脈が併発すると聴診法による血圧測定は収縮期圧を過大評価、拡張期

表1　成人高血圧値の分類

分類	収縮期血圧(mmHg)		拡張期血圧(mmHg)
至摘血圧	＜120	かつ	＜80
正常血圧	＜130	かつ	＜85
正常高値圧	130~139	または	85~89
Ⅰ度高血圧	140~159	または	90~99
Ⅱ度高血圧	160~179	または	100~109
Ⅲ度高血圧	≧180	または	≧110
(孤立性)収縮期高血圧	≧140	かつ	＜90

圧を過少評価するので3回以上の繰り返し測定で不整脈の影響を排除します。心房細動は正確な血圧測定は困難ですが、連続的な圧波が滑らかなら平均的な収縮期圧、拡張期圧を測定できます。この場合も3回以上繰り返し測定します。

妊娠中の女性はコロトコフ音が0㎜Hgまで聴取できる事があります。この場合はコロトコフ第Ⅳ相を拡張期圧と判定します。成人の診察室血圧値の分類を表1にまとめました。正常血圧値を断続的に低下したのは製薬会社の意向が強いとの批判を受けて、最近人間ドック学会が血圧基準値を変更して、高血圧症は収縮期圧１４７㎜Hg、拡張期圧94㎜Hg以上としました。私は妥当な基準と考えています。正常血圧値の低下で製薬会社の売り上げが大幅に増加しました。医学の正常値が商業的動機で決められてはなりません。

2　家庭血圧

現在、世界中で日本製の家庭用血圧計が３０００万台以上普及しています。このため日本高血圧学会は「家庭血圧測定条件設定の指針」を定めました[7]。２００８年にはヨーロッパ高血圧学会や米国心臓協会（American Heart Association）も家庭内血圧測定ガイドラインを定め、世界的に家庭血圧測定の日常診療への導入が進んでいます。

過去の疫学・臨床研究で診察室血圧より家庭血圧が高血圧臓器障害や心血管イベントリスクに相関する事が明らかになっています。また、家庭血圧は患者自身が測定するので白衣効果が低減して白衣高血圧症の診断が可能です。さらには診察室血圧が正常で診察室外血圧が高血圧の仮面高血圧症の診断も可能です。診察室血圧や24時間自由行動下血圧（ＡＢＰＭ）と比較して家庭血圧が優れているのは測定法が簡便で長期の継続的測定が可能な点です。またストレスが少ない一定条件下で測定するので家庭血圧の再現性は良好で、連日測定するので降圧剤の薬効評価や季節変動を把握できます。

家庭血圧による高血圧症診断基準は朝・夜の血圧平均値が１３５／85㎜Hgと定められていますが、ハイリスク群の糖尿病、慢性腎疾患の合併例、心筋梗塞後はさらに低レベルの１２５／75㎜Hgを目標にする事が望ましい事になっています。測定条件は上腕カフ、オシロメトリック法で朝と夜の１日２回、安静、座位１～２分後の血圧を測定します。ともに排尿後に行い、朝は朝食、降圧剤服用前に、夜は就寝前の測定が原則です。降圧療法中は仮に診察室血圧や夜の家庭血圧値が正常でも、翌朝は降圧剤の効能が減弱するので服用前の早朝血圧がとりわけ重要です。早朝血圧は前日の飲酒、前夜の睡眠状況、さらには測定時の気温や起床後の喫煙で上昇します。就寝前血圧は入浴や飲酒の影響で低下します。このため、夕食前、入浴前、飲酒前などの血圧値も参考にします。昼間の血圧は頭痛、めまいなどの自覚症状発現時、職場のストレス条件下での測定に臨床的意義があります。

3　血圧値の分類と危険因子

血圧値と心血管疾患発症リスクは正に相関しますが、血圧値は連続的分布を示すので高血圧の定義は人為的に定められました。しかし、１４０／90㎜Hg以上を高血圧症とする事はいずれのガイドラインもコンセンサスが得られている事になっています。NIPPON DATA80（2003）[8]では140／90mmHg以上ですべての循環器疾患の死亡率が高くなる事が根拠です。また、我が国の疫学データを含めた世界的規模のメタ解析では110〜115／70〜75mmHgより高値で心血管病リスクが高いと報告されています（Lewington et al, 2002）[9]。さらには正常高血圧レベル（130〜139／85〜89mmHg）をそれ以下の正常血圧者と比較すると心血管疾患の発病率が有意に高率としています（Asayama et al, 2009）[10]。ただし、以上の血圧値の分類は観察研究の診断基準で、降圧治療開始血圧レベルや降圧目標レベルを意味しません。

　高血圧症が脳卒中の最重要リスク因子である事は疑う余地はありませんが、あくまで一因子に過ぎず、高血圧症患者の予後は高血圧症以外のリスク因子と高血圧に由来する臓器障害の程度や心血管合併症の有無で決まります。したがって、高血圧診療では本態性高血圧症か二次性高血圧症の鑑別診断と血圧レベル、心血管病のリスク因子把握が重要です。

　血圧値以外のリスク因子は喫煙、糖尿病、高脂血症、肥満、慢性腎疾患、高齢、若年発症の心血管疾患の家族歴です。

【治療】

1　食事指導

（1）食塩制限

我が国では減塩の大規模臨床試験がないため、減塩目標は欧米の大規模介入試験結果を参考に定められました。欧米の報告は6g／日まで食塩摂取量を低減しないと有意に血圧は低下しないと結論しています。このため、高血圧治療ガイドライン2009（JSH2009）[11]は減塩目標値を6g／日未満としました。

人類の歴史で多量に食塩を摂取するようになったのは近代以降です。石器時代の食塩摂取量は0.5～3g程度と推測されています[12]。このためにヒトは低い食塩摂取量に適合して進化しました。INTERSALTの報告によると食塩摂取量が3g以下になると血圧が急峻に低下します。加えて、3g／日未満の地域では加齢による血圧上昇が認められない事実から厳しい減塩は血圧管理に有用です。しかし、介入試験で安全性が確認できたリミットは3.8g／日です（Sacks et al）[13]。

我が国の平均食塩摂取量は男性12g／日、女性10g／日です。このため、6g／日の減塩目標は患者に多大な負担と努力を課します。メタ解析によれば減塩1g／日で収縮期圧が1㎜Hg低下します。しかし、減塩量と降圧率の関係は個人差が大きく一律に高血圧症患者全ての適応になりませんが、減塩量依存性に降圧します。したがって、減塩指導は長期的視野に立って徐々に行います。急激な減塩は患者の負担が大きく弊害もあります。

我が国の高血圧症患者の食塩摂取量は3～20g／日超と非常に大きな個人差があります。このため、指導前に患者の食塩摂取状況を把握します。一般医療施設では食塩摂取量の評価は随時尿Na／Cr比で判定します。

現在、包装食品の栄養表示は任意ですが、表示する場合は食塩量ではなくNa量表示が義務付けられています。食事指導は食塩量で行うので以下の換算式で算出します。

食塩量＝Na量（g）×2・54

例えばエースコックのワンタンメンのNa表示量は2.4gなのでNaClに換算すると6・096gになり完食すると6gの減塩目標をオーバーします。

食塩負荷による血圧上昇程度が食塩感受性で、高血圧症患者は正常血圧者より高くなっています。しかし、本態性高血圧症患者でも食塩感受性には個人差があります。食塩過剰摂取で血圧が10％上昇する場合を食塩感受性とすると高血圧症の30〜40％は食塩感受性があります。食塩感受性は、高齢者＞若年者、女性＞男性、肥満者＞非肥満者、です。

3種類以上の降圧剤を適正量投与しても血圧が管理できない治療抵抗性高血圧症の一原因は食塩過剰摂取です。血管拡張性の降圧薬は食塩過剰摂取で体液が貯留するので二次無効の原因になります。したがって、減塩で降圧剤の効能を高め、さらには減量も期待できます。食塩過剰摂取は血圧上昇を通じて心血管疾患の発症・進展に関与しますが、血圧と独立したメカニズムにも悪影響を与えます（Kawano et al, 2007）[14]。この件に関して、3g／日の減塩で冠動脈疾患、脳卒中、心筋梗塞の発症率が低減する事が明らかになっています（Bibbins-Domingo et al, 2010）[15]。以上の事実から食塩過剰摂取が脳卒中や心不全のリスク因子である事は明白です。食塩過剰摂取は腎機能や血小板凝集異常にも関係します。以上のように食塩は血圧因子以外の機序でも心血管疾患のリスクを高めます。食塩感受性高血圧症は非感受性症例より心血管疾患リスクが高いのです。

食塩感受性高血圧はインスリン抵抗性を呈し、糖尿病や高脂血症を併発し易く、加えて酸化ストレス亢進や交感神経亢進などでメタボリック・シンドロームを誘導します。また、メタボリック・シンドロームは食塩感受性を亢進します。

(2) 食塩以外の栄養素

①DASH食

DASH食(Dietary Approaches to Stop Hypertension:高血圧を防ぐ食事方法)は欧米で開発された飽和脂肪酸とコレステロールが少なく、Ca, K, Mg, 繊維が多い野菜、果物、低脂肪乳製品を中心にした食事メニューです(Appel et al, 1997)[16]。臨床試験で有意な降圧効果が確認されました。この総合的な食事の改善実験は食塩摂取量と関係なく降圧効果が認められたので、個々の栄養素の降圧効果は軽微でも組み合わせると大きな効能を示す事を示しています。

②Ca, Mg

硬水を飲用する地域の住民の血圧が低い疫学研究から、硬水が含有するCa, Mgの降圧効果が期待されました。しかし、小規模介入試験では有意な降圧効果は認められませんでした。

③K

食品加工でNaを添加するとKが喪失します。この事実からK不足が食塩過剰摂取の原因と考えられました。しかし、K単独での降圧作用は軽微です。ただし、Kの降圧作用は食塩摂取量と関係があるので、食塩過剰摂取が原因の高血圧に有効とされています。

④低飽和脂肪酸

低飽和脂肪酸食は血圧や脂質代謝を改善して冠動脈疾患リスクを軽減します（Appel et al, 2005）[16]。この報告によるとそれらに高蛋白質摂取と高不飽和脂肪酸摂取を組み合わせるとさらに効能が上がります。

⑤野菜・果物

重篤な腎障害は高K血症リスクのために野菜・果物の積極的摂取は推奨できません。また、糖分が多い果物の過剰摂取はカロリー制限が必要な肥満者や糖尿病患者には不適切です。

⑥魚

魚油に多く含まれるω（n）3価不飽和脂肪酸（α-リノレン酸：ALA、エイコサペンタエン酸：EPA、ドコサヘキサエン酸：DHA）の摂取量が多い人は血圧が低い疫学研究に基づいて行われた介入試験のメタ解析で魚油の摂取が増加すると高血圧患者に降圧効果が認められました。ただし、有意な降圧効果を得るには3g／日以上の高用量が必要です。さらに我が国のコホート研究で魚の摂取量が多い人の心筋梗塞の低発症率が明らかになっています。したがって、高血圧症患者には特にω3価不飽和脂肪酸が多い鰯、鯵、鯖などの青魚の積極的摂取を推奨します。

（3）アルコール

アルコール単回摂取で血圧は数時間持続的に低下しますが、その後再上昇します。多くの疫学研究は長期間の持続飲酒は血圧上昇の原因と結論しています。また、多量の持続飲酒は脳卒中やアルコール心筋症の原因にもなります。多量の弊害が指摘される一方で少量ならかえって死亡率が低下する報告がありますが異議が少なくなく、少量飲酒の心血管保護効果は確定していません。

飲酒量を80％制限すると2週間で血圧は低下します。尚、多量飲酒者が突然節酒、断酒すると血圧が上昇しますが、継続すれば低下します。摂取は男性100％エチルアルコール換算で20～30㎖／日、女性10～20㎖／日以下が理想的です。20～30㎖／日は日本酒1合、焼酎半合、ウイスキー・ブランデーダブル1杯、ワイン2杯に相当します。

2　肥満対策

（1）体格指数（BMI）

肥満は高血圧症だけでなく脂質代謝異常のリスク因子でもあります。肥満はBMI（［体重：kg］÷［伸長：m］^{2}）で算出します。正常範囲は18・5以上25未満です。

（2）内臓肥満

内臓肥満はメタボリック・シンドロームと密に関連します。高血圧症ではＢＭＩ値が同じでも内臓脂肪が多い人ほど血圧が高くなります。したがって、メタボリック・シンドロームの基本的治療は減量です。腹囲に注意して減量します。我が国の腹囲の基準値は男性85㎝未満、女性90㎝未満です。詳しくは「第四章肥満症」を参照してください。

(3) 減量

減量の降圧効果は確定しており、ＢＭＩ25未満を達成できなくても4～5㎏の減量で血圧は有意に低下します。しかし、急激な減量は弊害があります。したがって肥満高血圧症は長期的計画に従って減量します。減量は代謝異常やメタボリック・シンドロームの炎症反応亢進や血管内皮機能異常も改善します。

(4) カロリー制限と運動

食事療法で重要な事はエネルギー摂取量に関わるカロリー制限です。カロリー制限は25～30kcal／理想体重が目安ですが、肥満状況や運動量、生活習慣に配慮して個人特異的なメニューを策定します。なお、体重減少で消費エネルギーが変化するので、体重減少率が体重減少に連動して小さくなることに留意します。一般的な食事療法は1ｇ／kgをタンパク質で、総摂取量の30％を脂肪で、残りを糖分で摂取します。運動療法を併用すると減量効果が大きくなります。運動は有酸素運動を中心に定期的に行います。

3　運動療法

（1）運動療法の有用性と降圧機序

高血圧症では運動療法の降圧効果は明白で、毎日30分以上早歩き運動で収縮期圧は4～9㎜Hg低下します（Dickenson et al, 2006）[17]。高血圧症の運動療法は等張性運動で最大酸素摂取量の50％程度の好気的条件下で行い、その目安は予測最大心拍数の60％程度（50歳代で90～120／min）の心拍数になる運動強度です（Simons-Morton, 2008）[18]。実際には心拍数110／minを超えない程度がよいでしょう。適応はⅠ度とⅡ度の高血圧症で心血管疾患を併発しない症例です。

運動療法は全ての高血圧症に降圧効果があるわけではないので、運動療法感受性は個人差があります。運動不足の患者に定期的な運動療法を行って血圧値の変動を検討した研究によると、運動療法の降圧効果がある患者は高心拍出量で末梢血管抵抗が低く、血漿カテコールアミンが高値で、拡張期圧が105㎜Hg未満、低レニン、高Na／K比、尿中カリクレイン活性が高い症例です（Kinoshita et al, 1989）[19]。

運動療法は降圧効果だけでなく、体重減少、体脂肪量減少、インスリン抵抗性改善、HDL-コレステロール増加などの副効能もあるので、生活習慣病の予防・改善に有効です。運動による減量は1㎏当たり7000kcalのエネルギー消費が必要で、早歩きの1日1万歩で消費するエネルギーは350kcalのため約3週間を要します。体重減少は降圧効果がありますが、運動療法単独で減量達成は困難ですから食事療法を併用します。

(2) 運動療法の実際

〈エクササイズガイド2006〉[20]は運動指針を「身体活動」、「生活活動」として以下のように定義しています。「身体活動」は安静より多くエネルギーを消費する活動で、身体活動のなかで体力の維持・向上を目的に計画的、意図的に行うのが「運動」で、身体活動から「運動」を除いたのが「生活活動」で、職業活動を含みます。生活習慣病予防には生活活動を増やすことが必要です。

米国スポーツ協会（AHA）の一般向け勧告（Haskell et al, 2007）[21]は運動強度が高い運動は心血管保護効果が高いとの報告を根拠に運動強度が高い運動を中等度の運動に加える事を推奨しています。しかし、高血圧症患者は強度が高い運動は血圧が上昇する事と正常血圧者より高強度運動の予後が悪いとの報告（Shaper et al, 1994）[22]があるので、健常者とは運動の強度を区別すべきとしています。

〈エクササイズガイド2006〉[23]は身体活動量（エクササイズ）を運動強度（METｓ）・時間で算定します。1エクササイズは1METｓ×1hrです。生活習慣病予防には23エクササイズを推奨しています。身体活動量の計算は3METｓ未満の強度の身体活動を除外してそれ以上の運動と生活活動を身体活動量目標の計算対象とします。11グレードの運動が規定されていますが最低の3METｓの運動は自転車エルゴメータ50Wとボウリングなどで、

1エクササイズ時間は20分で、最高は15METsの階段ランニングで4分です。

4 禁煙療法

喫煙後短時間は一過性に血圧は上昇しますが、高血圧症の原因にならないと考えられています。しかし、ヘビースモーカーは血圧が上昇します(Groppli et al, 1992)[23]。喫煙は血圧への影響より主流煙に含まれるニコチン、タール、一酸化炭素、発癌性物質などの化学物質による健康被害が問題です。直接喫煙だけでなく、最近では非喫煙者に与える呼出煙と副流煙の環境タバコ煙が主流煙より前記の化学物質が高濃度で間接喫煙・受動喫煙として問題になっています。喫煙は呼吸器疾患をはじめとする虚血性疾患などの循環器疾患、消化器疾患、歯周病などのリスク因子ですから、禁煙指導は高血圧症の治療としてだけでなく多くの健康被害を予防する意味で意義があります。従来の禁煙指導は煙草による健康被害の実態を紹介して喫煙のリスクを認識させる事が主でしたが、最近の治療目的はニコチンパッチやニコチンガムによるニコチン依存性の治療に変わりました。

2006年に以下の施設基準を条件に禁煙外来診療が保険適応になりました。①禁煙治療を行っている旨の医療機関内掲示、②禁煙治療の経験を有する医師1名以上の配置、③禁煙治療専任の看護職員の1名以上の配置、④呼気一酸化炭素濃度測定機器の配備、⑤医療機関内の禁煙の実施。また、禁煙治療が保険適応になる要件は、①ニコチン依存性テストで5点以上の患者、②ブリンクマン指数(1日の喫煙量×喫煙年数)が200以上の患者、③禁煙を希望している患者、④日本循環器学会・日本肺癌学会・日本癌学会・日本呼吸器学会編（禁煙治療のための標準手引書第4版）[24]の禁煙治療の説明を受けていることを文書で同意した患者です。

標準禁煙治療プログラムは12週間で5回の禁煙治療を行います。初診日に禁煙治療開始日を定めて、2週間後、4週間後、8週間後、12週間後に禁煙治療します。呼気中の一酸化炭素を測定、尿中ニコチン代謝産物濃度を測定して喫煙状況を確認し、ニコチンガム、ニコチンパッチ、バレクレニン（$\alpha 4\beta$ニコチン受容体部分作動薬）などの禁煙補助薬を処方します。

5 薬物療法

［適応と禁忌概説］現在、第1選択薬に認定されているのはCa拮抗剤、ARB、ACE阻害薬、利尿薬、β遮断薬で、α遮断薬はエビデンス不足を理由に第2選択薬以降とされてました。現在、最も投与されている製剤はCa拮抗剤の長時間作用型のジヒドロピリジン系と利尿薬のサイアザイド系です。現時点で、最大規模のメタ解析（Law et al, 2009）[25]で以上の5系統の降圧剤の有用性に優劣がなく、臓器障害などが原因の積極的な適応や禁忌がある患者以外はいずれを処方してもよい事になっています。表2に積極的適応を示しました。また、禁忌例または慎重投与が必要な症例に注意します。なお、表3の慎重投与例は当該降圧薬の使用は可能だが、副作用が発現する可能性が高い事を意味します。例えば、糖尿病症例には

表2　各種降圧薬の積極的適応

疾病名	Ca拮抗薬	ARB/ACE阻害薬	利尿薬	β遮断薬
左室肥大	◎	◎	―	―
心不全	―	○	◎	○
心房細動予防	―	◎	―	―
頻脈	○（非ジヒドロピリジン系）	―	―	◎
狭心症	◎	―	―	○
心筋梗塞後	―	◎	―	◎
蛋白尿	―	◎	―	―
腎不全	―	◎	○（ループ系）	―
脳血管障害慢性期	◎	◎	◎	―
糖尿病/MetS	―	◎	―	―
高齢者	○（ジヒドロピリジン系）	◎	◎	―

◎：積極適応、○：少量投与から始める、疾患や薬剤に条件付き、―：第一選択薬にはしない

表3　各種降圧薬の禁忌と慎重投与

製剤	禁忌	慎重投与
Ca拮抗薬	徐脈（非ジヒドロピリジン系）	心不全
ARB	妊娠	腎動脈狭窄症
	高K血症	
ACE阻害薬	妊娠	腎動脈狭窄症
	血管神経性浮腫	
	高K血症	
利尿薬	痛風	妊娠
	低K血症	耐糖能異常
β遮断薬	喘息	耐糖能異常
	高度徐脈	閉塞性肺疾患
		末梢動脈疾患

利尿薬やβ遮断剤は高い有効性が期待できますが、血糖コントロールが悪化します。

［併用概説］ガイドラインで推奨された降圧目標を達成できる患者は30％程度で、より厳格な降圧が必要な糖尿病、腎障害合併症例はさらに低率です。このような場合、降圧目標を達成するため効率的な併用が必要です。最近のメタ解析によると同系統の降圧薬を倍増するより別系統の降圧薬併用の降圧効果は5倍とされています（Wald et al, 2009）[26]。大規模臨床試験によれば、より厳格な降圧目標の達成には3剤併用療法が必要です（Bakris, 2004）[46]。降圧薬の併用は各種降圧薬の作用機序や副作用に配慮して、大規模臨床試験で有用性が確認された組み合わせにします。尚、降圧薬の投与量は薬事法で定められた常用量を厳守し、効能がない場合は別系統の降圧薬に変更します。

併用の具体例で、Ca拮抗薬やRA阻害薬は基本的に同じ血管拡張薬なので体液量をコントロールする利尿薬を併用すべきです。また、β遮断薬の薬理作用は心拍出量の抑制ですから、血管拡張薬、利尿薬双方と相性が良好です。利尿薬は他の降圧薬の効能を増強するので治療抵抗性の症例には積極的に併用します。人体の主要な昇圧系はRA系と交感神経系ですから、双方に抑制的に作用する降圧薬の併用は強い降圧効果が期待できます。例えばCa拮抗薬（ジヒドロピリジン系）とβ遮断薬の併用は非常に有効性が高く、RA系阻害薬とβ遮断薬の併用は同様にRA系を抑制して有効性が増強します。

一方で副作用に関しては従来推奨されていた利尿薬とβ遮断薬は代謝系に共通した増悪作用を有しているので併用は勧められません。逆に利尿薬とRA系阻害薬は血清Kに反対に作用するので併用で副作用が低減します。Kに関してはアルドステロン拮抗薬と他の利尿薬を併用します。

(1) アンジオテンシン受容体拮抗薬(ARB)

[薬理作用]

①アンジオテンシンとアンジオテンシン受容体

RA系は血圧や体液・電解質バランスの調節に関与するレニンの発見以来100年以上研究されています。RA系の中心ATⅡは8個のアミノ酸からなる生理活性物質で、膜7回貫通型Gタンパク質共役型受容体(GPCR)スーパーファミリーに属するAT_1受容体とAT_2受容体に結合して作用します。ヒト成人の循環器系組織中のアンジオテンシン受容体はAT_1受容体が優位で、AT_2受容体は発現量が少ないのでATⅡ作用の多くはAT_1受容体を介します。

AT_1受容体が活性化されると心血管平滑筋が収縮して血圧が上昇するだけでなく、細胞増殖促進、心筋細胞肥大、線維化による血管リモデリング、血栓症、心筋梗塞後の心臓リモデリング促進など臓器障害的に作用します。

AT_2受容体はAT_1受容体と同じGPCRですが、AT_1受容体とのタンパク相同性は34%と低率です。AT_2受容体は細胞増殖抑制、血管拡張によって臓器保護作用を誘導します。

AT_1受容体とAT_2受容体はともにATⅡの受容体ですが細胞内シグナル伝達や作用が拮抗

します。生体内の発現はAT_1は生涯一定ですが、AT_2は胎生期に多く、出生後は急速に減少してAT_1優位になります。

②ＡＲＢの一般的薬理作用

ATⅡ作用の多くはAT_1受容体を介し、その作用を阻害するのがＡＲＢです。ATⅡの産生にはアンジオテンシン転換酵素（ＡＣＥ）以外にもキマーゼなどの複数の酵素が関係しますが、ＡＲＢは関与酵素に関係なくATⅡのAT_1受容体作用を拮抗します。しかし、ブラジキニンには影響しないのでＡＣＥ阻害薬の最大の副作用の空咳が発現しないので忍容性に優れています。また、ＡＲＢによって血中のATⅡレベルが上昇するので、ATⅡの心血管系作用に拮抗するAT_2受容体刺激が増強します。

現在、我が国で使用可能なＡＲＢは6製剤です。心血管系疾患の発症は早朝から午前中に多いので、モーニングサージが心臓、血管、脳、腎臓などに過負荷を与えます。このため、その予防は持続時間がポイントです。各ＡＲＢは血中半減期が異なるので症例の病態に配慮して処方します。

ＡＲＢは心肥大を抑制して心不全の予後を改善する心保護作用があります。また、腎臓で輸出動脈を拡張して糸球体内圧を低下させて尿タンパクを減少させるため長期的な腎機能悪化を抑制します。さらには、脳循環改善作用や心房細動発症抑制作用も報告されています。

③インスリン感受性改善作用

ATⅡはAT_1受容体を介して糖代謝に関係するインスリンシグナルを抑制します。また、局所血管収縮による骨格筋などの組織供給血液量を減少させてインスリン抵抗性を増強します。ARBはAT_1受容体阻害作用でインスリン感受性を改善、糖尿病の新規発症を抑制します。したがって、心、腎、脳疾患併発、糖尿病症例はARBが第一選択薬です。

④抗炎症・凝固機能改善作用

ATⅡは活性酸素、炎症性サイトカイン、接着因子の産生を亢進して血管壁の炎症性病態を悪化させアテローム発症を促進します。ARBはATⅡを介するエンセドリン、凝固因子促進、プラスミノーゲン活性因子（PAI）-1、マトリックスメタロプテアーゼ（MMP）の発現を抑制してアテローム発症、プラーク不安定性に対する予防効果を果たします（Seeger et al, 2001）[28]。

⑤交感神経抑制作用

交感神経系の活動亢進は臓器障害の進行と相関する脳・心血管疾患のリスク因子です。ATⅡは神経節の伝達とシナプス前ノルアドレナリン放出を促進します。ARBは用量依存的にノルアドレナリン放出を抑制します（Dendorfer et al, 2002）[29]。

［副作用］ACE阻害薬は空咳、Ca拮抗剤は下腿浮腫、β遮断薬は末梢循環不全といったそれぞれの作用機序に起因する特有な副作用がありますが、ARBには作用機序に起因する副作用は報告されていません。ARBの副作用にめまい、咳嗽、動悸、頭痛、肝機能障害、高K血症、横紋筋融解症などありますが、発現率と副作用による投与中止率はプラセボと有

意差がない（Goldberg et al, 1995）[30]ので忍容性に優れています。また、用量依存性の降圧作用に対して用量依存性の副作用がありません（Law et al, 2003）[31]。

２０１４年に独立行政法人・医薬品医療器具総合機構は２０１１〜２０１３年にかけてＡＲＢと次のＡＣＥ阻害剤を妊娠中に服用して副作用の可能性が高い妊婦12例と胎児63例を発表しました。その中に胎児死亡例2例が含まれ、病状的には羊水過小、早産、胎児の骨形成不全、母体の腎機能障害などでした。原因としてＡＲＢとＡＣＥ阻害剤による羊水の減少や胎児の血圧低下が想定されています。したがって、妊婦や妊娠している可能性がある婦人は禁忌です。また、重症肝機能障害も禁忌で、クレアチニン2㎎／dl以上の腎機能障害には減量投与します。さらに、両側性腎動脈狭窄例と単腎性腎動脈狭窄例も禁忌です。

［製剤］現在、薬価収載されているのはバルサルタン（ディオバン™：ノバルティス）、ロサルタン（ニューロタン™：ＭＳＤ）、テルミサルタン（ミカルディス™：ベーリンガー）、イルベサルタン（アバプロ™：大日本住友、イルベタン™：塩野義）、オルメサルタン（オルメック™：第一三共）、カンデサルタン（プロブレス™：武田）があります。本稿は紙面の都合でカンデサルタンを解説します。

◆プロブレス錠2，4，8，12™

〈適応〉高血圧症、腎実質性高血圧症。〔以下12㎎錠を除く〕次の状態でアンジオテンシン変換酵素阻害剤の投与が適切でない場合／慢性腎不全（軽症〜中等度）[32]

〈副作用〉◇軽症：易疲労感、めまい、頭痛、◇重症：過度の血圧低下、血管浮腫、急性

腎不全、高K血症、重症肝機能障害、顆粒球減少症、横紋筋融解症
〈禁忌〉①本剤に過敏症の既往歴、②妊婦・妊娠している可能性のある婦人[32]
〈後発製剤〉なし（2014年3月現在）

（2） ACE阻害剤

［概説］レニンーアンジオテンシン（RA）系でアンジオテンシンIから昇圧物質アンジオテンシンIIに変換する酵素（ACE）を阻害して降圧作用を果たします。さらには組織RA系を抑制する降圧によらない臓器保護作用があります。ACEはキニン分解酵素のキニナーゼIIと同一酵素ですからACE阻害薬はキニナーゼIIを抑制してブラジキニン（BK）を増加させます。BKは血管拡張やNa利尿を誘導するプロスタグランジンE_2（PGE_2）やプロスタサイクリン（PGI_2）の産生を促進し、一酸化窒素（NO）の産生・遊離を促進して降圧Na利尿を示すのでACE阻害剤はARBにBK作用を加味した製剤です。

［臓器保護作用と薬理作用］

①心血管保護作用

ACE阻害薬は他の降圧薬より左室肥大の退縮効果が強いのでβ遮断薬とともに心不全の標準治療薬です。また、陳旧性心筋梗塞後の左室収縮機能低下症例でも心不全や突然死の発症率が低下します。以上の作用はアンジオテンシンIIの心筋細胞肥大作用と、心筋線維芽細胞のコラーゲン合成促進による心筋線維化誘導作用をACE阻害剤がブロッ

クする心臓リモデリング抑制のためです。ＡＣＥ阻害薬の虚血後の心保護作用はＢＫの増強効果も関係します（Liu et al, 1996）[33]。

②腎保護作用

ATⅡは腎糸球体輸出細動脈に輸入細動脈より１００倍の収縮感受性があるので糸球体内圧が上昇して一時的に腎濾過量を増大させます。しかし、この状態が長時間持続すると糸球体は破壊されて糸球体硬化が起き腎障害、腎不全を発症します。ＡＣＥ阻害剤は輸出細動脈を拡張して糸球体内圧を減圧し、糸球体血管内皮障害、メサンギウム細胞増殖、尿蛋白排泄を抑制して腎保護的に作用します。さらにＢＫの増加で産生されるＰＧI_2、ＮＯも腎保護作用があります。大規模臨床試験のＡＢＣＤ（appropriative blood pressure control in diabetes）試験でCa拮抗薬より2型糖尿病の腎症発症・進展を有意に抑制しました（Estacio et al, 1998）[34]。したがって、ＡＣＥ阻害薬は慢性腎臓病、糖尿病性腎症合併症例の第一選択薬です。

［副作用］ＡＣＥ阻害剤は国内で妊婦の自然流産や羊水過少、胎児の腎不全や成長障害などの胎児悪影響が報告され、さらには妊娠末期の投与で心血管系と中枢神経系の奇形リスクがコントロールの2.7倍だった（Cooper et al, 2006）[35]ために妊婦と妊娠している可能性がある女性には禁忌です。また、主として顔面、口唇、舌、咽頭領域に発現する血管浮腫は気道狭窄リスクが高く、発現した場合は直ちに中止します。その発症機序はブラジキニンが皮下組織中に局所的に蓄積して血管透過性と血管拡張を増大するためです。

また、ブラジキニン増強作用が原因の空咳は有名な副作用で、忍容面から無視できません。中年女性の30％超に発現します。咳は持続性で夜間臥床時に増強します。投与後数カ月以内発現し中止すると速やかに消褪します。寝たきり患者や高齢者へこの副作用を利用した咳、嚥下反射の促進作用による誤嚥性肺炎の予防効果が注目されています。また、両側腎動脈狭窄例や単腎一側性腎動脈狭窄例ではATⅡによる輸出細動脈収縮作用で糸球体濾過量が維持されるので、ACE阻害薬でその代償機構をブロックすると腎不全発症の危険が高くなります。さらに、貧血も無視できません。ATⅡは直接の血液幹細胞誘導作用やストローマ細胞からの増殖因子促進の間接作用で赤血球新生を促進するのでACE阻害薬は貧血を発症します(Savary et al, 2005)[36]。最近ACE阻害薬を6カ月以上投与すると血中ATⅡの増加を伴わない血中アルドステロン上昇のアルドステロンブレークスルー現象が報告されていますが、機序は不明です。

［製剤］薬価収載製剤にはペリンドプリル（コバシル™：協和発酵キリン）、デラプリル（アデカット™：武田）、トランドプリル（プレラン™：中外）、シラザプリル（インヒベース™：中外）、カプトプリル（カプトリル™：第一三共）、エナラプリル（レニベース™：万有）、リシノプリル（ロンゲス™：塩野義）、ベナゼプリル（チバセン™：ノバルティス）、イミダプリル（タナトリル™：田辺三菱）があります。本稿では紙面の都合でエナラプリル（レニベース™：万有）について解説します。

◆レニベース錠2.5，5，10

〈適応〉本態性高血圧症、腎性高血圧症、腎血管性高血圧症、悪性高血圧。慢性腎不全（軽症～中等度）の状態でジギタリス製剤、利尿剤等の基礎治療剤を投与しても十分効果が認められない場合。[32]

〈副作用〉◇軽症：咳、めまい、◇重症：血管浮腫、急性腎不全、高K血症、重症皮膚障害、重症血液成分異常症、重症肝機能障害、膵炎、抗利尿ホルモン不適合分泌症候群（SIADH）

〈禁忌〉①本剤に過敏症の既往、②血管浮腫の既往歴（アンジオテンシン変換酵素阻害剤等の薬剤による血管浮腫、遺伝性血管浮腫、後天性血管浮腫、特発性血管浮腫等）、③デキストラン硫酸固定化セルロース、トリプトファン固定化ポリビニルアルコール又はポリエチレンテレフタレートを用いた吸着器によるアフェレーシスを施行中の者、④アクリロニトリルメタリルスルフォン酸ナトリウム膜（AN69）を用いた血液透析中の者、⑤妊婦または妊娠している可能性の婦人[32]

〈後発製剤〉●エナラート（共和）、●エナラプリルマレイン酸（日本ジェネリック、テバ、大原、日医工）、●シンペノン（日新）、●ファルプリル（富士フィルム）、●レニメック（沢井）、●エナリン（扶桑）

（3）β遮断薬

［薬理作用］利尿薬とともに頻用されてきた降圧薬です。交感神経のβ受容体を遮断しま

す。β受容体にはβ_1、β_2、β_3の3受容体があり、β_1受容体は主として心臓と脂肪組織に分布し心収縮増大と心拍数増加、脂肪分解促進、レニン分泌に関係します。β_2受容体は肺、気道、血管、子宮などの平滑筋や肝臓、膵臓に存在して気管支拡張、子宮収縮、糖新生促進に関係します。β_3受容体は脂肪組織や胃腸管に分布して脂肪分解、消化管弛緩を促進します。β遮断薬の作用はβ_1受容体の選択性の程度で2タイプに、内因性交感神経刺激作用（ＩＳＡ）の有無で2タイプに、いずれの製剤も血液脳関門通過性の観点から脂肪性か水溶性の2タイプに分類します。

［適応］労作性狭心症、不整脈、頻脈合併例、甲状腺機能亢進症などの高心拍出型と正常末梢血管抵抗症例、高レニン性高血圧、解離性大動脈瘤などが適応です。前記のβ_1受容体選択性、ＩＳＡ作用の有無を勘案して適応製剤を決定します。β_1受容体選択性が高い製剤は気管支収縮作用が脆弱で呼吸器系疾患合併例が適応です。ＩＳＡを有する製剤は徐脈や高齢者が適応です。また、脂質代謝への影響が少なくＩＳＡがない製剤は心拍出量の抑制効果のために狭心症や不整脈患者が、また、心筋梗塞再発・虚血性心疾患防止、心不全の予後改善効果を期待する症例も適応です。以上の製剤はレニン分泌の抑制作用が強度です。αβ遮断薬は褐色細胞腫などαβ両受容体の抑制が必要な疾患が適応です。

［禁忌・副作用］β遮断薬に共通する副作用は気管支喘息の憎悪、徐脈・房室ブロック、脂質・糖代謝異常、活力低下です。また、糸球体濾過量減少や尿酸値上昇も要注意です。未治療の褐色細胞腫にはα遮断作用がないβ遮断薬は禁忌です。攣縮性狭心症には発作憎悪リ

スクがあります。血管拡張作用がないβ遮断薬は末梢循環障害で間欠性跛行やレイノー症状が悪化します。ＩＳＡがないβ遮断薬は血清中性脂肪が増加してＨＤＬ－コレステロールが低下し低血糖症状の隠蔽作用や血糖低下遷延作用のため糖尿病治療中の患者には注意が必要です。一方でＩＳＡを有するβ遮断薬は血中ＣＰＫの上昇やこむらがえりが発現します。脂溶性製剤は血液脳関門の通過性が高いので中枢に作用して悪夢、不眠、抑うつなどの原因になります。

β遮断薬は急な中止で血圧が急激に上昇します。このため虚血性心疾患合併症例は狭心症や心筋梗塞を誘発します。この発症機序はβ遮断薬によるＧ蛋白質受容体キナーゼ低下のためと考えられています。一方、カルベジロール等の血管拡張性β遮断薬（$\alpha\beta$遮断薬）は他のβ遮断薬より代謝性の副作用が少なく糖尿病合併高血圧症の腎障害の進行を軽減します(Bakis et al, 2004)[37] β遮断薬は臓器保護作用や副作用に差があります。$\alpha\beta$遮断薬はα遮断薬特有の副作用の発現率が高くなります。

［製剤］代表的β遮断薬のβ_1選択性、ＩＳＡ、α遮断作用、水溶性・脂溶性別分類を表４に示します。紙面の都合でβ_1受容体選択性製剤のＩＳＡ（－）・水溶性のアテノロール（テノーミン™：アストラゼネカ）、β_1受容体非選択性、ＩＳＡ（－）・脂溶性のプロプラノロール（インデラル™：アストラゼネカ）、α受容体状態遮断作用の脂溶性のカルベジロール（アーチスト™：第一三共）について概説します。

◆テノーミン錠25，50mg™

表4　β遮断薬の分類

ISAとα遮断作用の有無と脂・水溶性	一般名	先発製剤商品名
β1(+), ISA(+), α(-)、水溶性	セリプロロール	セレクトール
β1(+), ISA(+), α(-)、脂溶性	アセプトロール	アセタノール
β1(+), ISA(-), α(-)、水溶性	アテノロール	テノーミン
	ビソプロロール	メインテート
β1(+), ISA(-), α(-)、脂溶性	メトプロロール	セロケン
β1(-), ISA(+), α(-)、水溶性	カルテオロール	ミケラン
β1(-), ISA(+), α(-)、脂・水溶性	ピンドロール	カルビスケン
β1(-), ISA(+), α(-)、脂溶性	ボピンドロール	サンドノーム
β1(-), ISA(-), α(-)、水溶性	ナドロール	ナディック
β1(-), ISA(-), α(-)、脂・水溶性	チリソロール	ダイム
β1(-), ISA(-), α(-)、脂溶性	プロプラノロール	インデラル
β1(-), ISA(-), α(+)、水溶性	ラベタロール	トランデート
β1(-), ISA(-), α(+)、脂溶性	カルベジロール	アーチスト

B1 ：β1受容体特異性、ISA：内因性交感神経刺激作用、α：α受容体遮断作用

〈適応〉軽症～中等度の本態性高血圧症、狭心症、頻脈性不整脈（洞性頻脈、期外性収縮）[32]
〈副作用〉◇軽症：だるさ感、めまい、◇重症：心不全・心ブロック・高度な徐脈、喘息発作、血小板減少
〈禁忌〉①本剤に過敏症の既往、②糖尿病性ケトアシドーシス、③高度な徐脈（著しい洞性徐脈）、Ⅱ・Ⅲ度の房室ブロック、洞房ブロック、洞不全症候群、④心原性ショック、⑤肺高血圧症による右心不全、うっ血性心不全[32]
〈後発製剤〉●メゾルミン（沢井）、●メチニン（日医工）、●リスモリース（ニプロ）、●アテノリズム（イセイ）、アテネミール（鶴原）、●テノミロール（小林化工）、●アテノロール（日新、ジェイドルフ）、●クシセミン（辰巳）、●アルマイラー（テバ）

◆インデラル錠10，20㎎，LAカプセル60㎎ TM
〈適応〉軽症～中等度の本態性高血圧症、狭心症、期外収縮（上室性・心室性）、発作性頻拍の予防、頻拍性心房細動（徐脈効果）、洞性頻拍、新鮮心房細動、発作性心房細動の予防、褐色細胞腫手術時[32]
〈副作用〉◇軽症：だるさ感、めまい、◇重症：心不全・心ブロック・高度徐脈、喘息発作、顆粒球減少症
〈禁忌〉①本剤に過敏症の既往、②気管支喘息・気管支痙攣のおそれがある者、③糖尿病性ケトアシドーシス・代謝性アシドーシス、④高度または症状を呈する徐脈、Ⅱ・Ⅲ度の房室ブロック、洞房ブロック、洞不全症候群、⑤心原性ショック、⑥肺高血圧症による右心不

全、⑦うっ血性心不全、⑧低血圧症、⑨長時間の絶食状態、⑩重度の末梢循環障害（壊疽等）、⑪未治療の褐色細胞腫、⑫異型狭心症、⑬チオジダリンを投与中、⑭安息香酸リザトリプタンを投与中㉜

〈後発製剤〉●ヘルツベース（日医工）、●ソロシロール（東和）、●アイデイトロール（鶴原）

◆アーチスト錠1・25，2.5，10，20 mg TM

〈適応〉10，20 mg（軽症～中等度の本態性高血圧症、腎実質性高血圧症、狭心症）。1・25，2.5，10 mg（次の状態でアンジオテンシン変換酵素阻害薬、利尿薬、ジギタリス製剤等の基礎治療を受けている患者／虚血性心疾患または拡張型心筋症に基づく慢性心不全㉜）

〈副作用〉◇軽症：だるさ感、めまい、立ちくらみ、◇重症：心不全・心ブロック・高度徐脈、喘息発作、重症肝機能障害、急性腎不全

〈禁忌〉①気管支喘息、気管支痙攣のおそれがあるもの、②糖尿病性ケトアシドーシス、③高度の徐脈「著しい洞性徐脈」、Ⅱ・Ⅲ度の房室ブロック、同房ブロック、④心原性ショック、⑤強心薬・血管拡張薬を静脈内投与する必要がある心不全、⑥非代償性の心不全、⑦肺高血圧症による心不全、⑧未治療の褐色細胞腫、⑨妊婦・妊娠している可能性の婦人、⑩本剤に過敏症の既往歴㉜

6　カルシウム拮抗薬

Ca拮抗薬は化学構造式からジヒドロピリジン系、ベンゾジアゼピン系、フェニルアルキルアミン系に分類されます。このなかで降圧剤として投与されるのはジヒドロピリジン系とベンゾジアゼピン系で、最近はジヒドロピリジン系が汎用されています。主たる薬理作用は、①冠動脈と末梢血管拡張作用、②心収縮力の抑制、③刺激伝導系の抑制、です。Ca^{2+}拮抗薬は細胞膜を貫通するタンパクの膜電位依存性Caチャンネルを阻害して細胞外Ca^{2+}の細胞内流入減少作用によって血管平滑筋を弛緩させ末梢血管抵抗性を減少し降圧作用を果たします。電位依存性Caチャンネルのなかで心臓と血管平滑筋に分布する興奮収縮の主役は不活性化速度が遅いL（long-lasting）型です。不活性化速度が速く一過性のT（transient）型は主に洞房細胞に分布してペースメーカー活性に関わります。神経末端細胞に局在するN（neuronal）型は遮断されると交感神経末端のノルアドレナリン遊離を抑制し間接的に心血管機能を調節します。ジヒドロピリジン系は血管平滑筋への作用が強く、ベンゾジアゼピン系は心筋や刺激伝導系への作用が強力です。

（1）ジヒドロピリジン系Ca拮抗薬

［製剤と薬理作用］　ジヒドロピリジン系のCa拮抗薬は降圧作用が強いうえに強力な血管拡張作用で臓器血流量を維持するので臓器障害合併例や高齢者も適応になり多くの症例の第一選択薬です。本系の製剤のなかで狭心症にも適応があるニフェジピン（アダラート™・バイエル）は強い冠血管拡張作用と末梢血管拡張作用があり、房室伝導抑制作用や心収縮抑制作

用が軽度な短時間作用型ニフェジピンは急速な降圧作用を示しますが反射性の交感神経活性亢進による頻脈が虚血性心疾患リスクを高めるので、現在では短時間作用型は降圧剤としては推奨されておらず、長時間作用型の製剤（アダラートＣＲ）が処方されます。ニフェジピンに続いてニカルジピン（ペルジピン™：アステラス）、ニルバシピン（ニパジール™：アステラス）等の長時間作用型が開発され薬価収載されました。以上の経過から現在では１日１回投与製剤が主流で、血中半減期が長く作用持続時間が長いアムロジピン（アムロジン™：大日本住友、ノルバスク™：ファイザー）が汎用されています。アムロジピンは効果発現が緩徐で降圧作用による二次的交感神経とレニン―アンジオテンシン系活性亢進作用がありません。アムロジピンの後にＴ型Caチャンネル拮抗薬のエホニジピン（ランデル™：ゼリア）、Ｎ型Caチャンネル拮抗薬のシルニジピン（アテレック™：味の素）が開発されました。大半のCa拮抗薬は糸球体の輸出細動脈の拡張作用が輸入細動脈より弱いので腎保護作用は強力ではありません。

「副作用と相互作用」副作用は動悸、頭痛、顔面紅潮、浮腫、歯肉増生、便秘などです。糖、脂質、電解質代謝に悪影響はありません。ジヒドロピリジン系Ca拮抗薬は主にチトクロムＰ４５０で代謝されます。このため同酵素で代謝される薬剤を併用すると相互作用が起きます。マクロライド系抗生物質、アゾール系抗真菌薬、タクロリムス、ＨＩＶプロテアーゼ阻害薬、シメチジン、シクロスポリン、グレープフルーツジュースなどはジヒドロピリジン系Ca拮抗薬代謝を遅延して血中濃度が上昇するため降圧効果が増強します。反対にリファンピシン、フェノバルビタール、カルバマゼピン併用で降圧作用は減弱します。

［代表的製剤］

◆アダラートL錠10, 20mg, CR錠10, 20, 40mg, カプセル5, 10mg TM

〈適応〉高血圧症、腎実質性高血圧症、腎血管性高血圧症。狭心症、異型狭心症㉜

〈副作用〉◇軽症：顔面紅潮、頭痛、動悸、めまい、◇重症：過度の血圧低下、重症皮膚障害、重症血液異常、重症肝機能障害

〈禁忌〉①本剤に過敏症の既往歴、②妊娠（20週未満）・妊娠している可能性の婦人、③心原性ショック㉜

〈後発製剤〉●アテネラート（鶴原）、●カサンミル（全星）、●コリネール（日医工）、●ニフェスロー（共和）、●ニレーナ（三和化学）、●ラミタレート（テバ）、●ヘルラート（アルフレッサ）、●シオペルミン（シオノ）、●キサラート（サンド）、●ニフェジピン（沢井）

◆アムロジン、ノルバスク錠2.5, 5mg, OD錠2.5, 5mg TM

〈適応〉高血圧症。狭心症㉜

〈副作用〉◇軽症：顔面紅潮、頭痛、動悸、めまい、◇重症：重症肝機能障害、重症血液障害、心臓伝達障害

〈禁忌〉①妊婦・妊娠している可能性の婦人、②ジヒドロピリジン系化合物に過敏症の既往歴㉜

〈後発製剤〉●アムロジピン錠（富士、日本ジェネリック、小林化工、メディサ、ニプロ、杏林、辰巳、テバ、陽進堂、飛鳥、共和、イセイ、大原、ケミファ、沢井、鶴原、東和、扶桑、マイラン、日医工）

（2） ベンゾジアゼピン系Ca拮抗薬

本系のジルチアゼム（ヘルベッサーTM：田辺三菱）の適応は狭心症、異型狭心症、本態性高血圧症です。降圧効果が急激で短期なため現在降圧剤としての使用は推奨されていません。ジルチアゼムは我国で開発されたCa拮抗薬で、洞調律減少作用や房室伝導系抑制作用による冠動脈拡張作用が強力です。しかし、末梢血管拡張作用がジヒドロピリジン系より弱いので血管性降圧効果は劣ります。副作用の房室伝導障害が原因の徐脈や房室ブロック、顔面紅潮、頭痛などが問題になっています。

◆ヘルベッサー錠30，60，Rカプセル100，200mgTM

〈適応〉狭心症、異型狭心症。軽症～中等度の本態性高血圧症[32]

〈副作用〉◇軽症：徐脈、顔面紅潮、頭痛、めまい、◇重症：心不全・心ブロック・高度な徐脈、重症皮膚障害、重症肝機能障害

〈禁忌〉①重篤なうっ血性心不全、②Ⅱ度以上の房室ブロック、洞不全症候群（持続性の洞性徐脈〔50拍／分未満〕、洞停止、洞房ブロック等）、③本剤に過敏症の既往歴、④妊婦・妊娠している可能性の婦人[32]

〈後発製剤〉●セレスナット（東和）、●ヨウチアゼム（陽進堂）、●ジルチアゼム塩酸塩（全星、沢井）●ヘマレキート（鶴原）、●コロヘルサー（日医工）

7　利尿剤

糸球体で濾過された原尿中のNaの65％が近位尿細管で、25％はヘンレ係蹄の太い上行脚で再吸収されます。利尿剤はNaと水の再吸収を抑制して尿量と尿中Na排泄量を増加させて循環血液量を減少して降圧効果を果たします。長期的には末梢血管の抵抗性は低下します。降圧薬の利尿薬にサイアザイド系利尿薬、サイアザイド系類似利尿薬、ループ利尿薬、K保持性利尿薬があります。

(1)　サイアザイド系利尿薬

降圧薬として投与率が高い利尿薬はサイアザイド系とその類似薬です。両製剤は遠位尿細管でNa^+／Cl^-共輸送を阻害してNa^+の再吸収を抑制し短期的には循環血液減少作用で降圧作用を果たし、長期的には末梢血管抵抗減少作用を示します。サイアザイド系利尿薬で集合管へのNa^+供給量が増加するとK^+排泄も増加します。また、長期投与でCa^{2+}再吸収が増加します。他の降圧薬の併用で降圧効果は増強しますが、β遮断薬は糖・脂質代謝への悪影響が増強します。尚、クレアチニン20 mg／dl以上の症例は無効です。低K血症にはK製剤とK保持性利尿薬を併用します。

主たる副作用は低K血症、低Mg血症、糖代謝異常、脂質代謝異常、高尿酸血症です。他に勃起障害や稀ですが日光過敏性皮膚炎が報告されています。さらには耐糖機能障害や糖尿病発症に低K血症が関係します。サイアザイド系類似薬の薬理作用と副作用はサイアザイド系と共通します。代表的な製剤にサイアザイド系にトリクロルメチアジド（フルイトラン™：塩野義）、サイアザイド系類似薬にインダパミド（ナトリックス™：大日本住友）があります。

◆フルイトラン錠1，2mg™

〈適応〉高血圧症〈本態性、腎性等〉、悪性高血圧、心性浮腫（うっ血性心不全）、腎性浮腫、肝性浮腫、月経前緊張症㉜

〈副作用〉◇軽症：だるさ感、めまい、◇重症：再生不良性貧血、低Na血症、低K血症

〈禁忌〉①無尿、②急性腎不全、③体液中のNa，Kの明らかな減少者、④チアジド系薬物・その類似化合物（クロルタリドン等のスルホンアミド誘導体）に過敏症の既往歴㉜

〈後発製剤〉●アニスタジン（日医工）、●トリクロルメチアジド（陽進堂、テバ、ニプロ）、●トリスメン（辰巳）、●ウルソトラン（イセイ）、●フルトリア（東和）、●クバクロン（シオノ）、●クロポリジン（鶴原）

◆ナトリックス錠1，2™

〈適応〉本態性高血圧症㉜

〈副作用〉◇軽症：だるさ感、めまい、◇重症：低Na血症、低K血症、重症皮膚障害

〈禁忌〉①無尿、②急性腎不全、③体液中のNa，Kの明らかな減少者、④チアジド系薬物・その類似化合物（クロルタリドン等のスルホンアミド誘導体）に過敏症の既往歴(32)

〈後発製剤〉なし（2013年3月現在）

（2）ループ利尿薬

ループ利尿薬はその強力な利尿作用のため、心・肝・腎疾患に起因する浮腫治療に繁用されています。本製剤はヘンレ係蹄の太い上行脚の Na^+／K^+／2Cl^- 共輸送を阻害して Na^+，K^+ の再吸収を抑制します。サイアザイド系利尿薬より利尿作用は強力ですが降圧作用は弱く持続時間も短いので腎機能障害を合併しない高血圧症は第一選択薬にはなりません。しかし、腎機能を悪化させないのでクレアチニン2mg／dl以上の高血圧症、うっ血性心不全は適応とします。副作用はサイアザイド系と似て低Na血症、脱水、高尿酸血症、耐糖能障害、脂質代謝異常などです。尚、NSAIDsと併用すると作用が減弱します。代表的製剤にフロセミド（ラシックスTM：サノフィ）と徐放製剤にオイテンシンTM（サノフィ）があり、後者の適応は本態性高血圧症に限定されます。

◆ラシックス細粒4%，錠10，20，40mgTM

〈適応〉高血圧症（本態性、腎性等）、悪性高血圧、心性浮腫（うっ血性心不全）、腎性浮腫、肝性浮腫、月経前緊張症、末梢血管障害による浮腫、尿路結石排出促進(32)

〈副作用〉◇軽症：脱力感、めまい、◇重症：ショック・アナフィラキシー症状、重症血

液障害、重症皮膚障害、不整脈、重症腎機能障害

〈禁忌〉①無尿、②肝性昏睡、③体液中のNa，Kの明らかな減少者、④スルフォンアミド誘導体に過敏症の既往歴[32]

〈後発製剤〉●フロセミド（エルメッド、テバ、ニプロ、日本ジェネリック）

(3) K保持性利尿薬

サイアザイド系利尿薬やループ系利尿薬と異なってNa^+，Cl^-の排泄に比較してK^+の排泄が著しく少ない利尿薬です。製剤にアルドステロン拮抗薬のスピノラクトンとエプレレノンがあります。アルドステロン拮抗薬は集合管のアルドステロン受容体に競合的に結合してNa^+排泄を増強しますがK^+排泄は抑制的です。Na利尿作用と降圧作用が弱いのでサイアザイド系と併用します。アルドステロンが心血管系を障害するのでアルドステロン拮抗薬は心血管保護作用があります。

スピノラクトンはアルドステロン受容体に特異性が低い半面、プロゲステロンとアンドロゲン受容体に親和性があるので女性化乳房、勃起障害、乳房痛、月経異常の原因になります。一方、アルドステロン選択性拮抗薬のエプレレノンは以上の副作用が極めて軽微です。しかし、高K血症で、タンパク尿を伴う糖尿病、中等度以上の腎機能障害、重症肝機能障害併発例は禁忌です。さらに、エプレレノンはCYP3Aで代謝されるので他剤の併用に注意します。K保持性利尿薬は腎機能障害例やRA系抑制薬の併用で高K血症の原因になります。

スピノラクトンの代表的製剤にアルダクトンA™（ファイザー）、エプレレノンの代表的な製剤にセララ™（ファイザー）があります。

◆アルダクトンA細粒10%，錠25，50mg™
〈適応〉高血圧症（本態性、腎性等）、心性浮腫（うっ血性心不全）、腎性浮腫、肝性浮腫、特発性浮腫、悪性腫瘍に伴う浮腫、悪性腫瘍に伴う腹水、栄養失調性浮腫、原発性アルドステロン症の診断・症状の改善[32]
〈副作用〉◇軽症：高K血症（だるさ感、息切れ、不整脈、手足のしびれ、不安感、混迷、痙攣）、女性化乳房、勃起不全、月経異常、◇重症：急性腎不全、重症皮膚障害
〈禁忌〉①無尿・急性腎不全、②高K血症、④タクロリムス、エプレレノン、ミトタンを投与中、⑤本剤に過敏症の既往歴[32]
〈後発製剤〉●メルラクトン（小林化工）、●ヨウラクトン（陽進堂）、●マカシー（ニプロ）、●スピノラクトン（東和、日医工）

◆セララ錠25，50，100mg™
〈適応〉高血圧症[32]
〈副作用〉◇軽症：高K血症（だるさ感、息切れ、不整脈、手足のしびれ、不安感、混迷、痙攣）、女性化乳房、勃起不全、月経異常、◇重症：高K血症の重症化
〈禁忌〉①本剤に過敏症の既往歴、②高K血症もしくは本剤投与開始時に血清K値が5.0mEq／1を越えている者、③微量アルブミン尿及び蛋白尿を伴う糖尿病、④中等度以上の腎機能

障害（クレアチニンクリアランス50ml／分未満）、⑤重度の肝機能障害（Child-Pugh 分類クラスCの肝硬変に相当）、⑥K製剤、K保持性利尿剤を投与中、⑦イコトラナゾール、リトナビル及びネルフィナビルを投与中[32]

〈後発製剤〉なし（2013年3月現在）

8　α遮断薬

現在、降圧薬として使用されるα遮断薬は交感神経末端の平滑筋側のα_1受容体を選択的に遮断します。α遮断薬はα_1受容体へのノルアドレナリンの結合を競合的に遮断して血管拡張作用を果たします。一方でα_2受容体は平滑筋側だけでなく交感神経末端側にも存在し交感神経末端から放出されるノルアドレナリンの作用で交感神経を抑制してさらなるノルアドレナリン放出を抑制します。α_1遮断薬はこの抑制性のα_2受容体を阻害しないので長時間作用型製剤の頻脈発現は低率です。現在、薬価収載製剤にキナゾリン誘導体のプラゾシン（ミニプレス™：ファイザー）、テラゾシン（ハイトラシン™：アボット、バソメット™：田辺三菱）、ドキサゾシン（カルデナリン™：ファイザー）、ブナゾシン（デタントール™：エーザイ）があります。以上の製剤は血管平滑筋弛緩薬に多い反射性頻脈や血漿レニン上昇作用が軽微です。α_1受容体にはサブタイプにα_1A、α_1B、α_1Dの3種類の受容体が存在します。α_1Aは前立腺に、α_1Bは血管に、α_1Dは膀胱・仙髄の交感神経節に多く分布しています。

現在、降圧薬として使用されるα_1遮断薬はいずれのタイプの受容体も阻害するので前立腺肥大症の排尿障害に有効です。α遮断薬は褐色細胞腫の術前の血圧コントロールに使用され早朝高血圧に対応するため眠前投与されます。β遮断薬と異なり脂質代謝に悪影響はありません。初回投与現象としての起立性低血圧症によるめまい、動悸、失神対策に少量投与から始めて漸増します。また、下肢の静脈拡張による血液貯留とそれに伴う心臓への還流量の減少で立ちくらみが発現します。圧反射で心臓支配の交感神経活動が亢進して頻脈や動悸が発現します。

◆ミニプレス錠0.5，1mg TM
〈適応〉本態性高血圧症、腎性高血圧症。前立腺肥大症に伴う排尿障害[32]
〈副作用〉◇軽症：めまい、立ちくらみ、◇重症：過度の血圧低下、狭心症
〈禁忌〉本剤に過敏症の既往歴[32]
〈後発製剤〉●ダウナット（テバ）

9　漢方療法

一般的には漢方薬単独の高血圧治療は直接的血圧低下作用が期待できないとされています。このため高血圧治療ガイドライン２００９（ＪＳＨ２００９）[7]は漢方療法の適応は本態性高血圧症のⅠ度高血圧症、高血圧随伴症状を伴う高齢者高血圧症、精神症状を伴う高血圧症、肥満を伴う高血圧症などへの補助薬として扱っています。しかし、著者は以上の効能・適応認識に疑義があります。以下に高血圧症の漢方療法を漢方医学的視点と西洋医学的両視点か

ら考察します。

（1） 漢方医学的視点からの治療

随証療法が原則です。漢方医学には多くの学派が存在するため診断法は多岐に亘りますが代表的学派は日本漢方古方派、日本漢方後世派、中国医学派です。著者はそれらの学派のなかで最も客観性と再現性が高く西洋医学と整合性が高い診断法は日本漢方古方派の八綱、気・血・水弁証法[38]と考えています。現時点で高血圧症に有効と認定されている方剤は大柴胡湯、柴胡加竜骨牡蛎湯、防風通聖散、三黄瀉心湯、黄連解毒湯、桃核承気湯、通導散、大承気湯、釣藤散、七物降下湯、八味地黄丸、真武湯、四物湯などです[39]。

高血圧症に親和性が高い八綱、気・血・水「証」は、体力の質的充実度の診断基準「虚実」は高血圧症はメタボリック・シンドロームとの関係で肥満者に多いので「実」と考えがちですが、肥満即「実」を意味せず、高血圧症が大型体型に好発する訳でもありません。しかし、日常生活運動の活動性から高血圧症は低血圧症より「実」に疾患親和性が高いと考えられます。前述の高血圧症有効方剤のなかで「実」証が適応の瀉剤は多く、大柴胡湯、柴胡加竜骨牡蛎湯、防風通聖散、三黄瀉心湯、黄連解毒湯、桃核承気湯、通導散です。体力の量的充実度と病位の診断基準の「陰陽」は本症の発症早期は慢性疾患の初期故「少陽」に親和性が高くなります。少陽病方剤は先の瀉剤のなかでは桃核承気湯（陽明病）を除く方剤と「間」の釣藤散です。主病変の存在部位の診断基準の「表裏」は高血圧症関連臓器が心臓、血管、血液、腎臓などの中胚葉系のため[38]「半表半裏」に親和性が強く適合方剤は少陽病方剤と同一です[38]。「寒熱」は顔面紅潮、ほてり症状が高率な事から「熱」証に親和性が高いと考えられますが、この際、「上熱下寒」、「表熱裏寒」の鑑別が必要です。「熱」証は先の大柴胡湯以下の瀉剤の全てが適応になり、「虚」証は七物降下湯が適応です。逆に「寒」証適応方剤に八味地黄丸（夜間頻尿）、真武湯（裏寒）、四物湯があります。本症の〝冷え〟は末梢動脈硬化との関連で高齢者に多いと推測されます。「気」証は「気逆」が最も親和性が高くなります。気逆方剤は桃核承気湯です。「気滞」も西洋医学と病態生理学的に関連します。前述の方剤の中で「気滞」方剤は柴胡加竜骨牡蛎湯、黄連解毒湯です。「血」では「瘀血」と親和性が高いと考えます。したがって「瘀血」症例には例えば桂枝茯苓丸のように単独では降圧作用がない方剤でも積極的に併用します。「水」は「水毒」が体液量増加の観点から疾患相関性が高くなります。先の有効方剤の中で利水方剤は防風通聖散、八味地黄丸、真武湯です。利水方剤は利尿剤を投与する場合は作用の増強と副作用低減を目的に単独では高血圧症に効能が報告されていない強力利水剤の五苓散、当帰芍薬散を積極的に併用します。

（2）西洋医学的視点からの治療

著者は以前に釣藤散の高血圧症に対する基礎的・臨床的研究を行いました。基礎研究では先天的に血圧が高いＳＨＲラットに釣藤散エキス原末（ツムラ）を１００㎎／kg静注すると５分後に収縮期圧が有意に低下しました。また、釣藤散の長期経口投与で線状体、視床、海馬で［3H］nitrendipine（Ca^{2+}遮断薬）結合の最大結合量の増加現象の抑制と、α受容体および電位依存性Ca受容体への拮抗作用を明らかにしました（Ishii and Kano, 1987）[40]。さらに、SHRラットと血圧が正常のWistar-Kyotoラットの摘出腸間膜動脈の線状条片のノルアドレナリン収縮、K脱分極収縮を容量依存性に有意に弛緩させ、K脱分極Ca収縮を容量依存性に有意に抑制しました（石井、假野，1986）[41]。

臨床研究では腹診で心下痞硬を認め、自覚症状として不眠、頭痛、めまい、肩こり、耳鳴り、動悸、冷え、易興奮性、神経質、夜間尿のうち3症候以上を訴える「間・虚」証の少陽病14例に釣藤散エキス顆粒（ツムラ）7.5g／日を投与すると2週間後に収縮期圧、拡張期圧ともに有意（P<0.05）に低下し、8週間後には有意性が高くなりました（P<0.01、假野、石井，1986）[42]。

また、黄連解毒湯の高血圧随伴症状に対する二重盲検比較試験の報告があります（荒川ほか，2003）[43]。これによると、黄連解毒湯はのぼせ・顔面紅潮で有意に高い有効性を示しました。その他の興奮、精神不安、睡眠障害などの症状もプラセボを上回る改善効果が認められています。

高血圧症での漢方方剤の主たる役割は単独投与による降圧作用より西洋薬併用での効能増強や副作用軽減です。特に、血管拡張薬と駆瘀血方剤、利尿薬と利水方剤の併用に大きな期待ができます。

10　番外（サプリメント）

製品がランキング化されています。1位から順に解説します。

（1）トマト酢生活™（ライオン：30日分5040円）

トマトが多く含む酢酸から命名されました。その他にグルタミン酸、アミノ酸、γ―アミノ酪酸（GABA）、カリウムが含まれています。主たる作用機序は酢酸の血管拡張作用と説明しています。しかし、本製品の臨床研究論文は存在しません。また、酢酸の高血圧に対する基礎的・臨床的な有効性を報告した論文も見当たりません。

（2）セサミンEプラス™（サントリー：30日分4410円）

ゴマに含まれるセサミンの効能を強調したサプリメントです。他に米胚芽油、ゼラチン、ビタミンE、グリセリン、トコトリエールを含有します。セサミンにはLDLコレステロール低下作用、動脈硬化予防作用、アルコール代謝促進作用、肝臓庇護作用、高血圧の予防作用があるとしていますが、具体的な作用機序は説明されていません。薬価収載されているビタミンEには血管拡張作用がありますが、適応は高血圧症随伴症状で、高血圧症は適応疾患ではありません。

（3）アミールサプリメント™（カルピス：30日分4000円）

主成分はラクトトリペプチドでアンジオテンシンI転換酵素（ACE）阻害作用があるとしています。商品名の由来になったアミールSは継続的使用で血圧が下がる事が認められて消費者庁の特定保健用食品に認定されています。

（4）すっぽん小町™（ていねい通販：30日分2940円）

主成分はすっぽん粉末、EPA含有精製魚油、ゼラチン、グリセリン、グリセリン脂肪酸エステル、ミツロウ、ビタミンEです。EPAの血管拡張作用、脂質異常症に対する効能、ビタミンEの血管拡張作用を強調しています。〝小町〟は女性の美しさ、若さへの効能に期待して命名されたようです。一般的にはすっぽんは万病、とりわけ消耗性疾患に効能があると信じられていますが、爬虫類は哺乳類や鳥類より下級な動物です。下級動物のタンパク質は構造がシンプルなためにアミノ酸に分解されやすい特性があります。このため、胃腸、肝機能が低下した消耗性疾患では吸収が良いために効能を示します。蛇もおなじです。高血圧症に効能を示す特殊な薬効成分を含んでいる訳ではありません。

（5）肝パワーEプラス™（ステラ漢方：30日分4725円）

「牡蠣」、「にんにく」、「梅」の成分が含まれています。主成分は小麦胚芽油、無臭ニンニク末、ビタミンE含有植物油、牡蠣エキス、サメヒレ軟骨エキス末、ミツロウ、ビタミンB1，

B2，B6などです。牡蠣のタウリン、亜鉛、梅のクエン酸などを効能根拠にしています。しかし、いずれも単独で降圧作用はありません。肝パワーの命名の由来は以上の三食品が肝臓に良い事が理由のようです。

（6）ゴマペプ茶TM（サントリー：30日分6000円）

主成分は大麦、はと麦、ゴマ蛋白分解物、大豆、黒ゴマです。ゴマ蛋白分解物に含まれる必須アミノ酸のゴマペプチドが血管収縮を起こす物質（具体名は記されていません）の生成を抑制する事を降圧機序にしています。ゴマペプチドは抗酸化作用があるので生活習慣病の予防にもなると宣伝しています。

《西洋薬か漢方薬かそれともクスリ以外か》

◆度が過ぎていない場合

〝度〟の診断基準は脳・冠・腎動脈病変併発が診断された場合か、私が学生時代のカットオフ血圧160／90㎜Hgとします。それ以外の〝度が過ぎていない〟例はまず、漢方薬を併用した減塩を重視した食事療法と摂酒、摂煙・禁煙指導、早寝・早起き、規則正しい食事時間などを中心にした健康生活を指導します。次の段階で運動療法を指導します。この際、スポーツを趣味にする指導が重要です。これで日本人間ドック学会の基準値147／94㎜Hgを実現できない場合に西洋薬療法を導入します。
結論：①に食事療法・漢方療法、②に生活指導・運動療法、③に西洋薬療法。

◆度が過ぎた場合

食事療法を併用した西洋薬療法を行わざるを得ません。この際、漢方療法を必ず併用します。八綱、気・血・水弁証法によりますが、重要な事はCaブロッカーやＡＲＢのような血管拡張作用薬や利尿薬の適応になる症例は「寒熱」を重視する事です。冷え性があれば温める熱薬を併用するとCa拮抗薬やＡＲＢのような血管拡張薬の効能が上がり減量できる可能性があります。β遮断薬は抗頻脈作用の代償作用としての末梢血管収縮への対策になります。しかし、ほてり・発汗が著明な症例は血管拡張薬はそれらの症状が増悪する可能性がある事に留意します。血圧が下がってもＱＯＬが下がってはコンプライアンスが低下します。その場合は気逆剤や冷やす寒薬を併用します。また、βブロッカーが適応の症例には「気」証に留意します。運動療法はかえって病状を悪化させる可能性があるので、患者特異的な治療法を模索します。
結論：①に全部、ただし、運動療法は個人の病況を充分に配慮する。

第二章　2型糖尿病

【歴史】

糖尿病が書物に初めて記載されたのは紀元前1550年エジプトの医学パピルス「エーベルス・パピルス」で、著しい多尿を特徴症状としました。同パピルスは現在ドイツのライプツィヒ大学図書館に所蔵されています。その後、紀元150年ごろにカッパドキア出身のアラテウスは「急性疾患と慢性疾患」という著作にサイフォンを意味する“diabetes”という言葉で多尿、多飲、衰弱などの本症の徴候を著述しました。同様な記述は紀元前400年ごろの古代インドのインド伝統医学「アーユル・ヴェーダ」にも確認でき甘い尿（蜜尿）と著述されています。

東洋の歴史的人物と糖尿病との関係を調べると、中国史で一番有名なのは唐代の安禄山が反乱中に糖尿病性網膜症で失明したと伝えられている事です。戦況は当初安禄山側が優勢でしたから糖尿病が歴史を変えた可能性があります。日本では平安時代の藤原道長は藤原実資が記した道長の晩年の生活記録「小右記」によるとその病状から糖尿病と推測されるため同記は日本最古の糖尿病の症例報告です。道長一族には水を飲用したがる「飲水」と呼ばれた疾患で死亡する人物が多かったので、同家系には糖尿病の遺伝的要因が存在したと思われます。また、織田信長も糖尿病の疑いが強く、明治天皇の死因は糖尿病よる腎障害でした。

糖尿病患者の尿を自ら舐めて甘味が糖であることを確認したのはオックスフォード大学のトーマス・ウイリスで、「アーユル・ヴェーダ」の甘い尿（蜜尿）から2000年が経過した1674年の事でした。さらに本症の主徴の高血糖、尿糖を確認して本症が糖の代謝異常疾患と確定したのは1776年の英国のマッテウ・ドブソンです。当初、本症の主病変臓器は腎臓と考えられましたが、その後、摂取炭水化物の代謝や利用が低下した病況の分析から膵臓が関わっていると推測されましたが、膵臓が本症の原因臓器とヨゼフ・フォン・メリングとオスカー・ミンコビスキーが実験的に明らかにしました（Minkowski, 1989）[44]。彼等は膵臓を摘出した犬が多尿になって糖尿病状態になり、膵臓の一部を移植すると症状が改善することを証明した事で膵臓が内分泌臓器で、本症の主病巣であることを証明したのです。ランゲルハンスが発見した膵腺細胞に存在する細胞集団が膵内分泌腺である事は当時は既にコンセンサスになっていました。膵臓から分泌されるホルモン様物質（インスリン）を発見したのは1921年のカナダの外科医F・バンティングとトロント大学の生理学者J・マックレッドです。彼等はインスリンの抽出、精製、糖尿病動物への有効性の確認にも成功しました。翌年にはインスリン療法で代謝性ケトアシドーシスの14歳の少年の命を救いました（Banting et al, 1922）[45]。彼等はそのわずか1年半後に一連の研究を評価されてノーベル医学・生理学賞を授与されています。業績達成から受賞までの最短記録です。インスリンの臨床応用で1型糖尿病性ケトアシドーシスが治療可能になって生命予後が著しく改善しました。米国の1型糖尿病を対象にした大規模前向き介入試験[46]で強化インスリン療法による血糖管理は血管合併症の発症、進展を抑制する事が明らかになりました。

【疫学】

2010年の世界の20～79歳の糖尿病の有病率は6.6%で、有病者は2億8500万人です（国際糖尿病連合：International Diabetes Federation, 2009）[47]。男女比は1：1で性差はありません。有病率が高い国は①ナウル（30・9%）、②アラブ首長国連邦（18・7%）、③サウジアラビア（16・8%）、②モーリシャス（16・2%）で、逆に4%未満の低率国はモンゴル、ミャンマー、パプアニューギニア、イエメン、アイスランド、エチオピア、ニジェール、カメルーンと低開発国が多数を占めます。我が国は5%前後で先進国のなかでは低率です。近年有病率が世界的に増加していますが、特にアジア、アフリカ、中南米、中東などの発展途上国で顕著で都市化とライフスタイルの変化が原因と考えられています。

2型糖尿病は小児の発症率が高くなってきました。人種差があり、インディアン、アフリカンアメリカン、カナダの先住民、我が国を含むアジア系人種が高率です。我が国の小児の発症率は2・55～3・57／10万人・年で、中学生の発症率は小学生の4～5倍です（Urakami et al, 2005）[48]。2型糖尿病発症の重要要因は遺伝因子と環境因子です。行動学的・生活習慣関連リスク因子は肥満、運動不足、食習慣、ストレス、西洋化・都市化・現代化です。遺伝因子は倹約遺伝子仮説が有名です（Neel, 1962）[49]。倹約遺伝子が人類の進化過程のなかで長期間の飢餓時代を克服するために代謝効率と脂肪蓄積を最大化するように変異したために、現代の飽食の時代では倹約遺伝子が逆に肥満や糖尿病の発症原因になってしまったとする説です。アジア人は欧米人よりわずかな肥満で糖尿病を発症し易い人種です(Mandarilli and Cyrandsk, 2004)[50]。歴史的に食糧事情が悪い期間が長かったためです。

【原因と病態】

原因から1型、2型糖尿病に区分します(糖尿病診断基準に関する調査検討委員会, 2010)[51]。また2010年の改訂で妊娠糖尿病の取り扱いが独立しました。本書では生活習慣病の観点から2型糖尿病を解説します。

我が国の糖尿病の90%以上は2型糖尿病です。本糖尿病は「インスリン作用不全に起因する慢性的高血糖疾患」と定義されています。作用不全の原因は膵β細胞障害によるインスリン分泌不全とインスリン抵抗性(インスリンの感受性低下)です。インスリン抵抗性の増大をインスリン分泌で代償できなくなった時点で発症します。本糖尿病の病態は進行性で、膵β細胞機能不全の原因はβ細胞数の減少です(Levy et al, 1998)[52]。膵β細胞数の減少は遺伝的背景と糖・脂肪毒性が原因です。また、最近では本糖尿病の病態形成へのインクレチン作用が注目されています。

1　成因

本糖尿病の成因は遺伝因子、環境因子、加齢です。もとより日本人は欧米人より糖負荷時の総インスリンの分泌量が少ない膵β細胞機能の潜在能力が低い民族です。倹約遺伝子などの糖尿病感受性遺伝子が原因と考えられています。そこに食生活の欧米化などの生活環境の急変で急増したと思われます。

(1) 遺伝因子

本糖尿病の家族集積性や一卵性双生児の高い一致性から遺伝因子の関与が推察されていました。日本人を含むアジア人2型糖尿病発症と関連ある遺伝子に6回膜貫通型カリウムチャンネルKCNQ1をはじめCDKAL1，CDKN2B，TCFN2B，TCF7L2が確認されています（Unoki et al, 2008）[53]。さらに最近のゲノムワイド関連解析でユビキチン化に関連するUBE2E2遺伝子と核蛋白C2CD4A／B剤の多型が日本人2型糖尿病遺伝子と同定されています（Yamauchi et al. 2010）[54]。以上にPPARγ等を含めた13個の糖尿病感受性遺伝子が揃うと発症率は6倍になります。

(2) 環境因子

［加齢］本糖尿病の多くは中高年以降に発症するので、加齢が発症の促進因子である事は

間違いありません。近年、若年発症が増加していますがその場合は肥満と関係があります。中高年発症はインスリン抵抗性の増加とインスリン分泌不全が前提ですが、老化が本糖尿病発症の原因になる分子機構は不明です。

［肥満］肥満は細胞レベルでは中性脂肪の過剰蓄積がインスリン抵抗性の原因です。また分布が重要で内臓脂肪蓄積は皮下脂肪蓄積よりハイリスクです。仮にＢＭＩが25以下でも内臓脂肪が増加すると糖尿病発症リスクが高くなります。日本人は内臓脂肪が蓄積し易い民族です。

［食事］本糖尿病の増加の一因は食生活の欧米化です。過食によるエネルギー過剰摂取が本糖尿病の原因である事はいうまでもありません。しかし、一日の総エネルギー摂取は過去50年間増加していません。摂取エネルギーのバランスが問題です。すなわち炭水化物摂取量が減少して脂肪摂取が増加したためのインスリン抵抗性とレプチン抵抗性の亢進が発症要因です。脂肪摂取は内容が問題です。動物由来の飽和脂肪酸摂取の増大に対する植物由来の1価、2価不飽和脂肪酸、サバ、イワシなどに含まれる多価不飽和脂肪酸摂取の相対的減少です。さらに単純糖質の摂取増加と食物繊維摂取量低下は肥満を助長して耐糖能を低下します。

★「レプチン」：脂肪組織が産生するエネルギーの取り込みと消費制御に重要な役割を果たす16ｋＤａのペプチドホルモンで食欲と代謝の調節に関与します。ギリシャ語の「痩せる」の意の〝ペプトス〟から命名されました。近親結婚でレプチン遺伝子が変異して常に食べ続けたために7歳で45kgになった症例が報告されています[55]。

［運動］食事療法で肥満防止とインスリン抵抗性は改善します。有酸素運動の定期的実施で内臓脂肪が減少してインスリン感受性は高くなります。

［飲酒］過度の飲酒は糖尿病発症のリスクファクターですが適量以下のアルコール（50g以下）は発症リスクを低減します。アルコールリスクはアルコール自体ではなく飲酒による食生活の乱れです。

［喫煙］インスリン抵抗性を惹起します。もともと動脈硬化、心血管病のリスクファクターなので本糖尿病のハイリスク者は禁煙が望ましいでしょう。

2　病態

2型糖尿病の病態は「インスリン作用が相対的に低下して健常人の血糖の恒常性が失われた」状態です。原因はインスリン抵抗性増大とインスリン分泌減少です。

(1)　インスリン抵抗性

インスリン抵抗性は糖代謝に関与するインスリン標的臓器の肝臓、筋肉、脂肪臓器でインスリン作用が発揮できない病況です。インスリン抵抗性は遺伝的要因や肥満、各種ホルモン異常症、肝・腎疾患、悪性腫瘍などが原因です。

遺伝的要因の代表的なものはインスリン受容体遺伝子変異によるインスリン受容体異常症ですが、単一遺伝子に起因する場合はその他の病型に分類されます。近年、全ゲノム関連解析（ＧＷＡＳ）で２型糖尿病感受性遺伝子の解析が急速に進み、インスリン受容体基質１（ＩＲＳ－１）多型の様にインスリンシグナル伝達経路に係る遺伝子（Clausen et al, 1995）[56]やアディポネクチン３ｑ27遺伝子多型（Vionnet et al, 2000）[57]等の頻度が高いインスリン作用関連遺伝子の多型が明らかになりました。アポディネクチン欠乏がインスリン抵抗性や２型糖尿病発症に関与している事は明らかですが、日本人の40％はアポディネクチン低値の遺伝子多型を有しています（Hara et al, 2002）[58]。その他の倹約遺伝子多型も２型糖尿病発症要因です（Ozanne, 2001）[59]。

代表的なものにβ３アドレナリン受容体遺伝子、脱共役タンパク質遺伝子多型などが内臓肥満と関連してインスリン抵抗性の原因になります。また胎児期の低栄養は遺伝子発現に影響を与え子宮内発育遅延は出生後の肥満やインスリン抵抗性の原因になります。環境要因が関係するインスリン抵抗性の最大のリスクファクターは肥満です。インスリン抵抗性は発症10年以上前から進行しますが肥満者の進行は迅速です。内臓脂肪細胞の肥大化とインスリン抵抗性の関連は脂肪細胞のアディポサイトカイン分泌異常とマクロファージ活性化による炎症機転亢進が原因です。内臓肥満が進展するとアディポネクチン分泌が減少してインスリン抵抗性に作動する各種アディポサイトカイン分泌が増加します。このなかでＴＮＦ－α、ＩＬ－６，ＴＧＦ－β、ＭＣＰ－１などの炎症性サイトカインは全身性のインスリン抵抗性を誘導します（Hotamisligil et al, 1993）[60]。脂肪細胞由来のレプチンは食欲調節で代謝を改善しますが（Barzilai et al, 1997）[61]、過食による肥満や高レプチン血症はレプチン作用を障害する事実からレプチン抵抗性もインスリン抵抗性の原因です。内臓肥満はインスリン抵抗性とレプチン抵抗性が共存します。インスリン抵抗性の簡便検査はインスリン抵抗性指数（HOMA－IR法）です。

★「アディポネクチン」：脂肪細胞から分泌されるタンパクです。血中濃度は一般的なホルモンより桁違いに高くμg／mlオーダーに達します。肝臓のAMPKの活性化によるインスリン感受性の亢進、動脈硬化抑制、抗炎症、心筋肥大抑制作用があります。血中濃度は内臓脂肪量に逆相関します。肥満脂肪組織で増加するTNF－α等によると考えられています。

★「脱共役タンパク質」：ミトコンドリア内膜に存在してエネルギー産生に関与する一連のタンパクです。

★「アディポサイトカイン」：脂肪細胞から分泌される生理活性タンパクの総称です。動脈硬化を促進させる方向に作動する悪玉アディポサイトカインのTNF－α、PAI－1，HB－EGFと、動脈硬化予防に作動する善玉アディポサイトカインのレプチン、アディポネクチンがあります。

(2) インスリン分泌不全

2型糖尿病の最も重要な病態は膵β細胞機能不全で、高血糖が顕在化する以前から存在します（Leahy, 1990）[62]。耐糖能異常（IGT）または糖尿病境界型から2型糖尿病を発症する過程ではインスリン抵抗性増大よりインスリン分泌低下が顕著です。IGTはグルコース応答性のインスリン初期分泌低下が原因です。このためβ細胞機能不全で最初の異常は食後のインスリンの追加分泌低下です。IGT例の経口糖負荷試験（OGTT）は欧米人・ヒスパニック人と日本人は反応が異なります。前者は遅延過剰分泌が、後者はインスリン低分泌反応が多数を占めます。潜在性の膵β細胞の機能低下は日本人を含むアジア人の民族的特徴です。

2型糖尿病では正常者に認められるインスリンの律動的分泌が消失します。律動的分泌の臨床的意味は定かではありませんが血糖降下作用は大です（Mattews et al, 1983）[63]。また、肝臓への十分なインスリン供給に必要です。機能不全の進展機序は遺伝的要因で質的、量的に制限を受け、糖毒性、脂肪毒性が促進因子になって発症すると考えられています。日本人のインスリン分泌不全に関与する感受性遺伝子にTCF7L2とKCNQ1があり、前者はインクレチン低下にも関係します。

(3) 糖・脂肪毒性

持続する高血糖は2型糖尿病の膵β細胞機能やインスリン抵抗性を悪化させます。罹病期間が長い症例は十分に血糖管理してもインスリン分泌機能の回復は困難です（Lang et al, 1981）[64]。また強化インスリン療法で血糖を正常化できてもβ細胞機能は改善しないのでインスリンの離脱は困難です（菅田ら, 2004）[65]。

高トリグリセライド（TG）血症や血中遊離脂肪酸（FFA）濃度が高いとβ細胞機能は

障害されます。この脂肪毒性のβ細胞機能不全に対する程度と機序は未だに明らかになっていませんが、ＦＦＡの場合はマクロファージの活性化による局所の炎症機転の可能性が高いとされています（Shi et al, 2006）[66]。いずれにしても脂肪毒性は2型糖尿病の直接的な誘発因子ではなく促進因子です。

（4）清涼飲料水ケトーシス

単純糖質含有の清涼飲料水を多飲して口渇をきたしさらに多飲を重ねる悪循環で血糖が上昇して糖毒性が進展してインスリン分泌能低下が原因の作用障害による脂肪分解促進で脂肪毒性が発現してケトーシスまたはケトアシドーシスになる病況です。清涼飲料水を常飲する若年の肥満2型糖尿病に高率です。未治療若年者が発病した場合は1型糖尿病との鑑別が必要です。清涼飲料水常飲の既往と抗ＧＡＤ抗体で鑑別します。治療で耐糖能が改善しても、近い将来、悪化する可能性が高いので厳重な経過観察が必要です。

3　妊娠糖尿病

妊娠中の糖代謝異常には、糖尿病患者が妊娠した場合、妊娠中に診断された顕性糖尿病、そして妊娠糖尿病（gestational diabetes mellitus; GDM）の三病型があります。２００8年に国際的無作為試験の報告に基づいて新たな勧告がなされました（HAPO study Cooperative Research Group, 2008）[67]。従来はＧＤＭは「妊娠中に一過性に認められる耐糖能異常で出産後は正常化する」と定義されていました。しかし新たな勧告は「妊娠中に初めて発見された発症に至っていない糖代謝異常」と再定義して、妊娠中に発見された顕性糖尿病を除外しました。したがって、GDMは厳密には糖尿病ではありません。胎盤からのインスリン拮抗ホルモンの分泌、レプチン、TNF－α等のインスリン抵抗性惹起物質の産生によるインスリン需要の増大で相対的にインスリン分泌供給が不足した病況です。妊娠中期以降の発現例が多数です。

臨床上のGMDの問題点は巨大児出産や新生児低血糖などの周産期リスクの増大と将来の糖尿病発症リスクです。尿糖、家族歴、肥満、巨大児出産の既往、高齢妊娠はGMDのリスクファクターです。

【診断】

糖尿病の治療目的は合併症発症予防です。このため、まず血糖値を反映するコントロール指標で代謝異常の程度を把握します。次いでインスリンの分泌・作用と血糖値との相対的関係を把握して適切な指導・薬物療法を組み合わせます。自覚症状が少ないので病状の進行程度を定期的にチェックします。糖尿病は「検査の病気」です。

1　ブドウ糖負荷試験（OGTT）

日本糖尿病学会は軽度糖代謝異常の診断に最も鋭敏な検査として75 gOGTTによる30分

表5　各種糖尿病検査と診断値

検査法	正常域	境界域	糖尿病域
75gブドウ糖負荷試験（OGTT）			
空腹時	< 110 mg/dL	109<X<126 mg/dL	≧ 126 mg/mL
2時間値	< 140 mg/dL	139<X<200 mg/dL	≧ 200 mg /mL
血糖値	< 110~130 mg/mL	129<X<160 mg/mL	≧ 160 mg/mL
グリコヘモグロビンA1c（HbA1c）	< 5.8~6.5%	6.5<X<8.0%	≧ 8.0%
グリコアルブミン（GA）	<16.5%	16.4<X<18.2%	≧18.3%
1, 5-AG	>10 µg/mL	11<X<2.1µg/mL	<2.0 µg/mL

値、60分値、90分値、１８０分値を推奨しています（小坂ら，1984）[68]。以下の空腹時・随時血糖値あるいはＨｂＡ１ｃで診断できない症例が適応です。①空腹時血糖が１１０～１２５mg／dl、②随時血糖値が１４０～１９９mg／dl、③ＨｂＡ１ｃ（ＪＤＳ値）が5.6～6.0％。本検査結果は空腹時血糖値と負荷後２時間血糖値で評価して正常型、境界型、糖尿病型を診断します。正常型は空腹時血糖１１０mg／dl未満、２時間値１４０mg／dl未満、糖尿病は空腹時値１２６mg／dl以上、２時間値２００mg／dl以上で、いずれにも該当しない症例が境界型です。

糖処理能だけでなく同時にインスリン濃度を測定してインスリン分泌能の評価を併せて行う事は病態診断に重要です。75ｇＯＧＴＴの場合は空腹時と負荷後30分の血中インスリンを測定して、30分間のインスリン上昇値／30分間の血糖上昇値でインスリン分泌指数を算出して、インスリン初期分泌の指数とします。0.4未満は２型糖尿病で、境界型は糖尿病に進展する危険性が大です（Kadowaki et al, 1984）[69]。

２　血糖値

正確な血糖値の評価には注意すべき点があります。赤血球はブドウ糖を消費するので貧血の場合は全血値は高くなり多血症の場合は低くなります。このため採血後は速やかに血漿を分離して低温保存します。また指先値で測定する毛細血管の血糖値は空腹時で４mg／dl、ブドウ糖負荷時は10～20mg／dl程度高くなります。

3　グリコヘモグロビンA1c（HbA1c）

ブドウ糖は自由に赤血球膜を通過します。赤血球内にブドウ糖が結合するヘモグロビンは十分に存在しています。このためヘモグロビンの糖化はブドウ糖濃度依存性です。成人のヘモグロビンの9割を占めるHbAはα鎖とβ鎖から成る四量体で、ブドウ糖が非酵素的に共有結合したのがHbA1cです。赤血球寿命からHbA1cの血中濃度は過去1～2カ月間の血糖値を反映します。標準的な測定法は陽イオン交換樹脂を用いた高速液体クロマトグラフィー法です。

HbA1cは長期の血糖コントロール指標として最も有用な検査です。我が国の「糖尿病治療ガイド」によると、血糖管理「優」5.8％未満、「良」5.8～6.4％、「可」6.5～7.9％、「不可」8.0％以上です。ただし、血糖値の変動が非常に大きい症例や突然高血糖になる劇症1型糖尿病、急速に高血糖是正を始めた症例などの早急な判定には適しません。また赤血球の正常なターンオーバーが前提なので貧血の回復期や溶血性貧血、肝硬変、透析、大出血、輸血、マラリアなどの赤血球寿命が短縮する症例では見かけ上低値になります。逆にBUN 50㎎／dl以上の腎不全では尿素由来のシアン酸によるカルバミル化Hbで、慢性アルコール中毒はアセトアルデヒドがHbと結合するのでHbA1cは見掛け上高値になります。

4　グリコアルブミン（GA）

血清タンパクもHbと同様に血糖値・時間依存性に糖化されます。産生される糖化タンパクはフルクトサミンと総称されますが、その主成分はアルブミンが糖化したグリコアルブミン（GA）です。アルブミンの半減期は約13日、GAの半減期が約17日ですから、過去1～2週間の血糖値を反映します（Tahara and Shima, 1995）[70]。血糖の変化にHbA1cより早く反応するので治療開始時や治療を変更した際の効果判定に有用です。赤血球寿命の短縮・延長のために見かけ上HbA1cが低値／高値になる肝硬変・腎不全／鉄欠乏性貧血などやインスリン需要量が急激に増加する妊娠中後期はGAが優れた血糖コントロール指標です。しかし、ネフローゼ症候群、甲状腺機能亢進症やステロイド投与時はアルブミンの半減期が短縮するためGAは低値になります。GAの基準範囲は11～16%で、16・5～18・2%が境界域で、18・3%以上が糖尿病域です。

5　1，5アンヒドログルシトール（1，5－AG）

1，5－AGはブドウ糖の1位のOH基が還元されたブドウ糖誘導体（ポリオール）で血中にはブドウ糖に次いで多い糖です。尿細管で99・9%が再吸収されます。経口摂取量と1日尿中排泄量が均衡しているので体内蓄積量が大きく健常者は血中濃度が一定しています。高血糖で尿糖が排泄されると1，5－AGの再吸収は阻害されます。したがって糖尿病患者の血中レベルは低値です。腎性糖尿では異常低値になり、また、胃切除後に低下します。漢方方剤の人参養栄湯や加味帰脾湯は1，5－AGを大量含有しているのでデキストランを投与しても血中値は上昇します。

1，5－AGの正常値は14・0μg／mlで、血糖コントロールの指標は10μg／mlで優良、6～9.9μg／mlで良好、2～5.9μg／mlで不良、1.9μg／mlで極めて不良と判定します。軽度の高血糖領域でも変動するので厳密な血糖コントロールや治療効果の判定に有用で、食後高血糖改善薬の作用評価に有用です。

【治療】

1　食事療法

（1）食事療法の原則

食事療法の目的は患者の代謝状態を正常に近づけて合併症の発症、進展を防ぐ事です。エネルギーと栄養素の望ましい摂取量は個人差があり、また個人的にも各種生活要因で変動するので画一的算定はできないので確率的に設定せざるを得ません。糖尿病の食事療法の原則は、①適正なエネルギー量、②良好な栄養バランス、③合併症の発症や進展防止の可能性、④規則的、です。ただし、生涯同一基準ではあり得ず、年齢、病態、運動量、生活環境の変化に伴って適宜変更します。適正なエネルギー量は、

標準体重×25～30kcalです。

標準体重はＢＭＩ（body mass index）が22になる体重で、

身長（m）^{2}×22

で算出します。

バランスがとれた食事とは炭水化物、タンパク質、脂質の割合が適正で、適量のビタミン、ミネラル、植物繊維を含む食事です。指示エネルギーの50～60％が糖質（炭水化物）、タンパク質が20％、脂質が20～25％が理想的です。炭水化物の１ｇは４kcalです。ブドウ糖や果糖のような単糖類、ショ糖のような二単糖は控えめに、なるべくデンプンなどの複合糖質を摂取します。タンパク質も１ｇ当たり４kcalです。動物性タンパクを控えめにして魚肉や大豆などの植物性タンパクを摂取します。脂質は１ｇ当たり９kcalとカロリーが高いので肥満や脂質異常症の原因になります。コレステロールや飽和性脂肪酸（動物性脂質）は控えめに、一価不飽和脂肪酸（植物性脂肪酸）や多価不飽和脂肪酸（植物性、魚脂性脂質）を摂取します。各種脂質の比率は３：４：３が理想的です。

最近、トランス型の二重結合のトランス不飽和脂肪酸の多量摂取で動脈硬化が進行して虚血性心疾患リスクが高まる事が明らかになりました（Mozaffarian et al, 2006）[71]。トランス不飽和脂肪酸はマーガリンなどの植物油が原料の常温で半固形状の食用油脂に含有されています。ＬＤＬコレステロールを増加、ＨＤＬコレステロールを減少させます。植物繊維には食後高血糖抑制作用、脂質低下作用、便通調節作用などがあります。日本人の食事摂取基準２０１０年版で摂取目標量は男性が19ｇ／日以上、女性17ｇ／日以上と定められています

（厚生労働省，2010）[72]。またビタミンやカルシウム、鉄などのミネラル摂取も必要です。

（2） 嗜好食品

糖尿病食事療法で嗜好食品は好ましくないので飲食しない方がよいのですが、現実にはそれらは世の中にあふれ、禁止は生活の質の観点から困難です。

① アルコール飲料

アルコールは1g当たり7.1kcalですが、栄養素がないのでほかの食品と交換出来ない付加的食品です。飲酒の糖尿病への影響は未だに明らかではありませんが、少量でインスリン感受性を増大させ、大量で本症リスクを高めるとされています。空腹時の大量飲酒は肝新生を抑制して低血糖リスクを高めます。また夜間や翌朝の低血糖リスクも高くなります。特にインスリン分泌促進薬を投与されている症例やインスリン療法を行っている症例は特別な注意が必要です。一方で、飲酒で食欲が増進するので食事量が増加して高血糖リスクが高くなります。また飲酒でリポ蛋白合成が促進して中性脂肪値が上昇します。基本的には血糖コントロールが出来ている症例は禁酒の必要はなく1日アルコール25g（瓶ビール中瓶1本、日本酒1合、ウイスキーシングル水割り2杯程度）なら問題ありません。

② 菓子・清涼飲料水

菓子類はカロリーが高いのでできるだけ食べないように指導します。また甘くない菓子でも炭水化物やタンパク質が原材料なら血糖が上昇する事を説明します。また、清涼飲料水は

2型糖尿病でもケトアシドーシスになるペットボトル症候群を発症する急激な血糖上昇の原因になります。

（3） 合併症への対応

① 糖尿病腎症合併例

腎症の進展予防にタンパク質摂取制限が必要です。さらに血圧をコントロールするために塩分摂取制限、高カリウム血症症例はカリウム摂取を制限します。

② 肝疾患合併例

以前は肝硬変などの慢性肝疾患の食事療法は高タンパク、高カロリーが基本でしたが、最近はバランスがとれた食事が推奨されるようになりました。非アルコール性脂肪肝炎やC型慢性肝炎は肥満がリスクファクターです。したがって、慢性肝炎合併糖尿病は肥満予防を目的とした一般的な糖尿病の食事療法が基本です。

③ 妊娠糖尿病

糖尿病合併妊娠は必要な栄養素を摂取しながら厳密に血糖をコントロールします。朝食前血糖値70〜100mg／dl、食後2時間血糖値120mg／dl未満、HbA1c値5.8％未満が目標です。摂取カロリー目標は妊娠前半30kcal/標準体重＋150kcal、妊娠後半30kcal/標準体重＋350kcalです。低体重出生児は将来の糖尿病発症リスクが高いので胎児の発育状態を確認しながら摂取カロリーを調整します。

④ 小児糖尿病

栄養素のバランスは成人と同じですが、脂質、カルシウム、鉄、食物繊維を増やします。2型糖尿病は肥満児が多いのでエネルギーを制限します。中等度以上の肥満は該当年齢の90%、軽度肥満で95%とします。また菓子類や清涼飲料水などの飲食は禁止です。食事が偏っている家庭が多いので、そのような場合は家族全体の食生活改善を指導します。厳格な食事療法の無理強いは精神発達障害の原因になる事を忘れてはなりません。

2　運動療法

運動療法は血糖コントロール改善、脂質代謝改善、血圧低下、インスリン抵抗性改善の医学的効果だけでなく、患者の糖尿病治療のストレス発散も目的です。積極的な運動療法が適応の症例は血糖のコントロールが良好で進行性の合併症がない症例です。血糖コントロール不良例や進行性合併症症例は禁忌です。血糖コントロール不良例は高血糖やケトーシスの原因になるからです。増殖性網膜症や高クレアチニン腎不全例は運動による高血糖や血圧変動で病状が進行します。

運動には有酸素運動とレジスタンス運動があります。有酸素運動はウォーキング、ラジオ体操、自転車などの十分な酸素供給下で行われる全身運動です。レジスタンス運動は基礎代謝を上げる運動で、筋肉に低負荷をかけながら筋収縮を反復させる運動で、ダンベル、ゴムチューブ、自らの体重を負荷として利用します。筋肉量を増加させてインスリン抵抗性を改善します。39～70歳の2型糖尿病を6カ月検討すると、有酸素運動あるいはレジスタンス運動でHbA1c値がそれぞれ0・43％、0・30％減少し、両者を併用すると0.9％と単独より有意に減少します（Sigal et al, 2007）[73]。

運動初期（5～10分）の筋肉運動の主要エネルギー源は筋グリコーゲンですが、時間が経過すると遊離脂肪酸に代わります。したがって、遊離脂肪酸の消費には10分以上の継続が必要です。血糖コントロールには20～60分継続します。施行時間帯は食後2時間前後とします。食前の運動は経口血糖降下剤療法やインスリン療法を行っている症例では低血糖を誘発します。また、食後の運動は大血管症のリスクファクターの食後高血糖の改善に効果的です（Larsen et al, 1999）[74]。

合併症症例は当該各合併症に配慮した運動療法を行います。神経障害合併症では感覚障害には下肢に無理な荷重がかからない水泳、自転車、スワロビックス等がよいでしょう。網膜症では硝子体出血や網膜剥離の原因になる急激な血圧上昇を伴うバルサルバ運動、重量挙げ、眼球に衝撃が加わるジョギングや激しいエアロビックスは禁忌です。腎症合併症例は運動の強度、種類に制限がないので、水泳や登山などを積極的に行います。アルブミン排泄量が減少します（Lazarevic et al, 2007）[75]。

3　非インスリン薬物療法

経口血糖降下剤の適応は食事療法や運動療法でライフスタイルを改善してもHbA1c

6.5％未満、空腹時血糖130mg／dl、食後2時間血糖値180mg／ml未満を達成できない2型糖尿病です。しかし著明な高血糖は速やかな糖毒性解除のためにライフスタイルへの介入と同時に経口剤やインスリン療法が必要です。インスリン非依存病況でも著明な高血糖、やせ型で栄養状態の低下、ステロイドによる高血糖、中等度以上の合併症がある相対的適応症例はインスリン療法を行ないます。

(1) スルホニル尿素剤（SU剤）

［作用機序］インスリンの分泌機序は血糖が上昇してブドウ糖が膵β細胞に流入すると細胞内ATP／ADP比が上昇してATP感受性K^+チャンネル（KATPチャンネル）を閉鎖して電位依存性Ca^{2+}チャンネルが開口する事で細胞内Ca^{2+}濃度が上昇してインスリンが血中に分泌されます。SU薬はSU受容体に結合してSU受容体と複合体を形成するK_{ATP}を閉鎖します。これで細胞内ATP濃度が上昇する事なく（血糖値や細胞内グルコース濃度と関係なく）K_{ATP}以下の経路が作動してインスリンを開口放出します。

［適応］血糖降下作用は他の経口糖尿病薬より強力で、インスリンの追加分泌だけでなく基礎分泌低下症例にも有効です。

［副作用］最も重大な副作用は低血糖です。肝臓で代謝されるので重篤な肝機能異常例では低血糖が起きやすいので禁忌です。また、腎機能障害でも低血糖が発現します。妊婦や挙児希望がある女性も胎児への影響、催奇形性のため禁忌です。

〔製剤〕グリメピリドとグリクラジドが汎用されています。グリメピリドの先発製剤はアマリール™（サノフィ・アベンティス）、グリクラジドの先発製剤はグリミクロン™（大日本住友）です。

《グリメピリド》

アマリール0.5mg，1mg，3mg錠，OD錠1mg，OD錠3mg™

〈適応〉2型糖尿病（食事療法・運動療法のみで十分な効果が得られない場合[32]）

〈副作用〉◇軽症：低血糖症状（ふるえ、寒気、動悸、冷や汗、強い空腹感、目のちらつき、イライラ）、◇重症：低血糖症状（異常行動、痙攣、昏睡）、溶血性貧血、無顆粒球症、重症肝機能障害

〈禁忌〉①重症ケトーシス、糖尿病性昏睡・前昏睡、インスリン依存型糖尿病（若年型糖尿病、ブリットル型糖尿病）、②重篤な肝・腎機能障害、③重症感染症、手術前後、重篤な外傷、④下痢・嘔吐等の胃腸障害、⑤妊婦・妊娠している可能性の婦人、⑥本剤に過敏症の既往歴[32]

〈後発製剤〉●グリメピリド（アルフレッサ、エルメッド、小林化工、ケミファ、テバ）

グリミクロン錠40mg，HA錠20mg™

〈適応〉インスリン非依存型糖尿病（成人型糖尿病）（食事療法・運動療法のみで十分な効果が得られない場合[32]）

〈副作用〉◇軽症：低血糖症状（ふるえ、寒気、動悸、冷や汗、強い空腹感、目のちらつ

き、イライラ）、◇重症：低血糖症状（異常行動、痙攣、昏睡）、溶血性貧血、無顆粒球症、重症肝機能障害

〈禁忌〉①重症ケトーシス、糖尿病性昏睡・前昏睡、インスリン依存型糖尿病（若年型糖尿病、ブリットル型糖尿病）、②重篤な肝・腎機能障害、③重症感染症、手術前後、重篤な外傷、④下痢・嘔吐等の胃腸障害、⑤妊婦・妊娠している可能性の婦人、⑥本剤に過敏症の既往歴㉜

〈後発製剤〉●クラウナート（テバ）、ダイアグリコ（東和）、ルイメニア（日新）、グリクラジド（ニプロ）、グルタミール（メディサ）、グリミラン（小林化工）

（2）グリニド系

［作用機序］グリニド薬はSU基がありませんが、SU薬と同じくK ATPチャンネル閉鎖作用でインスリン分泌を促進します。

［適応］服用後の血中濃度の上昇が急速で作用時間が短いので食直後の血糖上昇抑制に適します。毎食食直前の服用が原則です。食事30分前に服用すると低血糖症状が発現します。低血糖空腹感がないので肥満しない製剤です。

［副作用］SU薬と比較して低血糖症状発現は低率ですが、肝・腎機能障害例には慎重投与します。また透析患者はナテグリニドは禁忌で、ミチグリニド、レパグリニドは慎重投与です。

[製剤] ナテグリニドの先発製剤にスターシス™(アステラス)、ファスティック™(味の素)が、ミチグリニドにはグルファスト™(キッセイ)が、レパグリニドにはシュアポスト™(大日本住友)があります。

《ナテグリニド》

スターシス錠30mg, 90mg™

ファスティック錠30, 90™

〈適応〉つぎのいずれかの治療で効果不十分な場合の2型糖尿病における食後血糖推移の改善/食事療法・運動療法のみ、食事療法・運動療法に加えてα-グルオシダーゼ阻害剤・ビグアナイド系薬剤・チアゾリン系薬物のいずれかを使用(32)

〈副作用〉◇軽症:低血糖症状(ふるえ、寒気、動悸、冷や汗、強い空腹感、目のちらつき、イライラ)、◇重症:低血糖症状(異常行動、痙攣、昏睡)、重症肝機能障害、心筋梗塞

〈禁忌〉①重症ケトーシス、糖尿病性昏睡または前昏睡、1型糖尿病、②透析を必要とするような重篤な腎機能障害、③重症感染症・手術前後・重篤な外傷、④本剤に過敏症の既往歴、⑤妊婦・妊娠している可能性の婦人(32)

〈後発製剤〉●ナテグリニド(マイラン)

《ミチグリニド》

グルファスト錠5mg, 10mg™

〈適応〉2型糖尿病における食後血糖推移の改善。ただし、次のいずれかの治療で効果不

十分な場合に限る／食事療法・運動療法のみ、両療法に加えα－グルコシダーゼ阻害剤またはチアゾリジン系薬剤を使用

〈副作用〉◇軽症：低血糖症状（ふるえ、寒気、動悸、冷や汗、強い空腹感、目のちらつき、イライラ）、◇重症：低血糖症状（異常行動、痙攣、昏睡）、重症肝機能障害、心筋梗塞

〈禁忌〉①重症ケトーシス、糖尿病性昏睡または前昏睡、1型糖尿病、②透析を必要とするような重篤な腎機能障害、③重症感染症・手術前後・重篤な外傷、④本剤に過敏症の既往歴、⑤妊婦・妊娠している可能性の婦人[32]

〈後発製剤〉なし（2012年7月現在）

《レパグリニド》

シュアポスト錠0・25mg，0.5mg TM

〈適応〉次のいずれかの治療で効果不十分な場合の2型糖尿病における食後血糖[32]推移の改善・食事療法・運動療法のみ、食事療法に加えてα－グルコシダーゼ阻害剤を使用

〈副作用〉◇軽症：低血糖症状（ふるえ、寒気、動悸、冷や汗、強い空腹感、目のちらつき、イライラ）、◇重症：低血糖症状（異常行動、痙攣、昏睡）、重症肝機能障害、心筋梗塞

〈禁忌〉①重症ケトーシス、糖尿病性昏睡または前昏睡、1型糖尿病、②透析を必要とするような重篤な腎機能障害、③重症感染症・手術前後・重篤な外傷、④本剤に過敏症の既往歴、⑤妊婦・妊娠している可能性の婦人[32]

〈後発製剤〉なし（2012年7月現在）

(3) ビグアナイド薬

[作用機序] 本薬はインスリン抵抗性改善薬で、グアニジン骨格を2個有します。代表的製剤はメトホルミンで、その主たる作用機序は肝臓の糖新生抑制による糖放出抑制です。特に空腹時血糖低下に有効です。肝臓でAMPキナーゼ（AMPK）を活性化して糖新生に関係する酵素発現を抑制し、さらにアセチルCoAカルボキシラーゼ（ACC）活性や脂肪酸合成酵素（FAS）やSPEBP-1の発現を抑制して肝脂肪の蓄積を低減します。また骨格筋AMPKを活性化して細胞内へのブドウ糖の取り込みを増加させてインスリン抵抗性を改善します（Zhou et al, 2001）[76]。さらには筋・脂肪組織の糖利用の促進、脂肪酸酸化を亢進します（Dunn and Peters, 1995）[52]。

[適応] 2型糖尿病で肥満を伴い、インスリン分泌能が保たれ、SU薬単独療法で十分な効能が得られない症例が適応です。その他、脂質異常症、高血圧症などの心血管リスク症例も適応になります。インスリン分泌促進薬やインスリンとの併用はお互いの作用を補完します。また、次に説明するチアゾリジン誘導体は作用機序が異なるので併用で相加的に血糖が低下するので（Inzucchi et al, 1995）[53] 高度のインスリン抵抗症例や心血管疾患のハイリスク症例にとりわけ有用です。欧米では肥満がなくても2型糖尿病の薬物療法のファーストチョイスになっていますが、人種差のためかこの理論は日本人には適応しません。

[副作用] 全体の副作用発現率は10%程度で、下痢・悪心などの消化器症状が中心でSU

薬に多い低血糖症状は0.2％と低率です。消化器症状は治療開始後に発現し、そのまま治療を継続すれば消失します。乳酸アシドーシスの発生率は低率ですが、腎機能障害でメトホルミンの血中濃度が上昇するとリスクが高くなります。

［製剤］先発製剤にグリコラン™（日本新薬）とメトグリコ™（大日本住友）があります。

グリコラン錠250mg™
メトグルコ錠250mg™

〈適応〉次のいずれかの治療で効果不十分な場合の2型糖尿病／食事療法・運動療法のみ、食事療法・運動療法に加えてSU剤を使用㉜

〈副作用〉◇軽症：下痢、悪心、食欲不振、腹痛、重症：乳酸アシドーシス（胃腸症状・倦怠感・筋肉痛・呼吸困難）、低血糖、重症肝機能障害

〈禁忌〉①乳酸アシドーシスを起こしやすい状態（1乳酸アシドーシスの既往・2軽度障害を含む腎機能障害・3透析患者・4肝機能障害・5ショック、心不全、心筋梗塞、肺塞栓などの心血管系、肺機能に高度の障害のあるもの・その他の低酸素状態を伴いやすい状態・6過度のアルコール摂取者・7脱水者・8下痢、嘔吐等の胃腸障害・9高齢者）、②重症ケトーシス、糖尿病性昏睡または前昏睡、1型糖尿病、③重症感染症、手術前後、重篤な外傷、④栄養不良状態、飢餓状態、衰弱状態、脳下垂体機能不全または副腎機能不全、⑤妊婦・妊娠している可能性がある婦人、⑥本剤に過敏症の既往㉜

〈後発製剤〉●メデット（トーアエイヨー）、ネルビス（三和化学）、メトリオン（テバ）、

メトホルミン（東和、日本ジェネリック）

（4）チアゾリジン薬

［作用機序］本製剤もインスリン抵抗改善薬です。チアゾリジン誘導体（ＴＺＤ）は脂肪酸に発現する核内受容体 peroxisome proliferator-activated receptor（ポリオキシゾーム増殖活性受容体：ＰＰＡＲ）γ遺伝子を活性化する人工リガンドで、結合して作用します。ＰＰＡＲγ遺伝子はレチノイドX受容体（retinoido X receptor: RXR）とヘテロダイマーを形成して標的遺伝子のPPAR response element（ＰＰＲＥ）に結合します。ＰＰＡＲγ／ＲＸＲヘテロダイマーにＴＺＤが結合すると標的遺伝子の転写が活性化して生理作用を惹起します。ＰＰＡＲγは脂肪細胞に強く発現しているので、脂肪細胞の分化に不可欠なレギュレーターで（Spiegelman, 1998）[78]、ＴＺＤによるアポトーシスで大型細胞が減少すると分化誘導された小型細胞が増加して脂肪細胞の平均サイズが小型化します（Okuno et al, 1998）[79]。小型脂肪細胞はアディポネクチン分泌が多いので、ＦＦＡ、レプチン、ＴＮＦ－α分泌が低下してインスリン依存性糖輸送活性が増加してインスリン抵抗性が改善します。

ＴＺＤでＰＰＡＲγが活性化されて転写が活性化する代表的遺伝子はアディポネクチンで、アディポネクチンによるＡＭＰＫ活性化で肝臓の糖新生抑制と細胞内糖取り込みが亢進して血糖値が改善します（Kadowaki et al, 2006）[80]。また、ＴＺＤは脂肪組織の脂肪酸取り込みを促進するとともに中性脂肪分解を抑制します。この結果、血中への脂肪酸の放出が減少して相対的に骨格筋や肝臓への脂肪酸流入が減少するのでこれらの組織の中性脂肪含有量が減少します。さらに、TZDは体内の脂肪の再分布でインスリン抵抗性を低下します。

［適応］TZD単独では低血糖が起こらず、血糖改善作用だけでなく、膵β細胞機能の温存、直接・間接の抗動脈硬化作用があるために作用機序の面からもSU薬、グリニド薬、ビグアナイト薬、α-GI、インスリンなどとの併用が可能で、合併症予防を含めた長期管理に有用性が高い製剤です（Yhi, 2004）[81]。効能と副作用には性差があります。血糖改善効果は女性に高率ですが、浮腫・体重増加が高率なため、女性症例では低用量から投与して、副作用が発現した場合は減量するきめ細かい配慮が必要です。

［副作用］日本人2型糖尿病21000例を対象にした大規模市販調査で18カ月のピオグリタゾン投与で1.3kg体重が増加します。その原因は脂肪蓄積と水分貯留です。遺伝子改変マウス研究によるとPPARγの活性化状態での高脂肪食飼育で肥満が発現するのでTZD投与時は脂肪の過剰摂取の制限が必要です。また水分貯留のメカニズムはPPARγの標的臓器の腎集合管上皮のNaチャンネルγ（ENaガンマ）が関与します。水分貯留例は心不全に注意します。したがって心不全の既往や合併糖尿病には禁忌です。また、TZD製剤には骨塩減少作用があり（Kaku et al, 2009）[82]、女性への長期投与は注意します。最近、米国で膀胱癌の原因と認定されて製薬会社に6000千億円の懲罰的損害賠償の判決が下り、額の大きさが話題になりました（その後8億円に減額されました）。発癌原因の詳細は不明ですが、遺伝子転写の促進作用と関係があると考えられます。

［製剤］製剤にはピオグリタゾンがあり、先発製剤はアクトス™（武田）です。

《ピオグリタゾン》

アクトス錠15，30，OD錠15，30™

〈適応〉次のいずれかの治療で十分な効果が得られずインスリン抵抗性が推定される2型糖尿病／食事療法・運動療法のみ、食事療法・運動療法に加えてSU剤・α－グルコシダーゼ阻害剤・ビグアナイト系薬剤・インスリン製剤のいずれかを使用㉜

〈副作用〉◇軽症：浮腫、体重増加、呼吸困難、動悸、低血糖症状（ふるえ・寒気・動悸・冷や汗・空腹感・イライラ）、重症：全身浮腫、急激な体重増加、心不全、重症肝機能障害、低血糖症状（異常な言動、痙攣、昏睡）、横紋筋融解症、間質性肺胃炎、膀胱癌

〈禁忌〉①心不全・その既往歴、②重症ケトーシス、糖尿病性昏睡または前昏睡、1型糖尿病、③重篤な肝機能障害、④重篤な腎機能障害、⑤重症感染症、手術前後、重篤な外傷、⑥本剤に過敏症、⑦妊婦・妊娠している可能性がある婦人㉜

〈後発製剤〉●ピオグリタゾン（第一三共、富士フィルム、小林化工、日新、高田、東和、日医工、興和、辰巳、共和、杏林、ケミファ、大正、ファイザー）

（5） α－グルコシダーゼ阻害薬（α－GI）

［作用機序］従来から本症の食事療法には食後、食前の血糖値変動抑制のために食物繊維の摂取が推奨されてきましたが、現実には十分な効果が得られないので、炭水化物の消化・

吸収時の糖質吸収抑制を目的にα－グルオキシダーゼ阻害薬が開発されました。摂取した多糖類は唾液、膵液中のα－アミラーゼで二糖類にまで分解されます。そして二糖類は小腸上部で二糖類分解酵素のα－グルコシダーゼで単糖類に分解されて小腸上部から吸収されます。α－GIは二糖類と競合して種々の二糖類分解酵素活性を阻害して単糖類への分解を阻害します。以上の作用で境界型や発症早期のインスリン過分泌が抑制できます。またインスリン療法中はインスリン使用量を減量でき、また、肥満も抑制できます。

［適応］1型、2型を問わず、食後高血糖症例が適応です。2型糖尿病では発症早期あるいは境界型の段階からインスリン初期分泌能が低下します。このため空腹時血糖値の上昇以前に食後血糖値は上昇します。したがって、α－GIの適応は発症早期からインスリン療法で食後高血糖をコントロールできない症例まで拡大します。糖負荷後の高血糖境界型（IGT）は負荷前の高血糖境界型（IFG）より心血管疾患リスクが高く、境界型でも動脈硬化が進展するので、境界型でも食後高血糖を早期に診断して管理します。本製剤のボクリボースはIGTから新規2型糖尿病発症率を有意に低下します（Kawamori et al, 2009）[59]。本薬は食後に服用しても効能がないので食前に服用します。

［副作用］高率に発現する副作用は腹部膨満、鼓腸、放屁、便秘、下痢などの消化器症状です。以上の副作用は大腸に到達した未吸収の二糖類が腸内細菌で分解されて有機酸やガスを発生するためです。本製剤のなかでミグリトールは小腸下部でも作用するので以上の消化器症状が軽度です。稀ですが、腸内ガスの増加で腸閉塞を発症します。また、アカルボース、

ボグリボースは重篤な肝機能障害が報告されています。本製剤投与中に低血糖症状が発現した場合はその薬理作用ゆえに蔗糖ではなくブドウ糖療法を行います。
［製剤］製剤としてボグリボース、アカルボース、ミグリトールがあります。ボグリボースの先発製剤にベイスン™（武田）、アカルボースの先発製剤にグルコバイEM（バイエル）、ミグリトールの先発製剤にセイブル™（三和化学）があります。

《ボグリボース》

ベイスン錠0.2，0.3，OD錠0.2，0.3™

〈適応〉糖尿病の食後過血糖の改善（ただし、食事療法・運動療法で十分な効果が得られない場合、または両療法に加え、経口血糖降下剤、もしくはインスリン製剤の投与で十分な効果が得られない場合）、{0.2㎎錠のみ}耐糖能異常における2型糖尿病の発症抑制（ただし、食事療法・運動療法を充分に行っても改善しない場合[32]）
〈副作用〉◇軽症：消化器症状（腹部膨満、鼓腸、放屁、便秘、下痢）、低血糖症状（ふるえ・寒気・動悸・冷や汗・空腹感・イライラ）、◇重症：低血糖症状（異常な言動・痙攣・昏睡）、腸閉塞、重症肝機能障害
〈禁忌〉①重症ケトーシス、糖尿病性昏睡または前昏睡、②重症感染症、手術前後、重篤な外傷、③本剤に過敏症の既往歴
〈後発製剤〉●ボグリボース（メディサ、ケミファ、沢井、テバ、東和、小林化工、日医工、マイラン他多数）

《アカルボース》
グルコバイ錠50mg, 100mg, OD錠50mg, 100mg TM
〈適応〉糖尿病の食後過血糖の改善（食事療法・運動療法によっても十分な血糖コントロールが得られない場合、または食事療法・運動療法に加えて経口血糖降下剤もしくはインスリン製剤を使用している患者で十分な血糖コントロールが得られない場合）[32]
〈副作用〉◇軽症：消化器症状（腹部膨満、鼓腸、放屁、便秘、下痢）、低血糖症状（ふるえ・寒気・動悸・冷や汗・空腹感・イライラ）、◇重症：低血糖症状（異常な言動・痙攣・昏睡）、腸閉塞、重症肝機能障害
〈禁忌〉①重症ケトーシス、糖尿病性昏睡または前昏睡、②重症感染症、手術前後、重篤な外傷、③本剤に過敏症の既往歴、④妊婦・妊娠している可能性がある婦人[32]
〈後発製剤〉●アカルボース（テバ、日本ジェネリック、日新、陽進堂、日医工、沢井、マイラン）

《ミグリトール》
◆セイブル錠25mg, 50mg, 75mg TM
〈適応〉糖尿病の食後過血糖の改善（食事療法・運動療法によっても十分な血糖コントロールが得られない場合、または食事療法・運動療法に加えて経口血糖降下剤もしくはインスリン製剤を使用している患者で十分な血糖コントロールが得られない場合）[32]
〈副作用〉◇軽症：消化器症状（腹部膨満、鼓腸、放屁、便秘、下痢）、低血糖症状（ふる

え・寒気・動悸・冷や汗・空腹感・イライラ）、◇重症：低血糖症状（異常な言動・痙攣・昏睡）、腸閉塞、重症肝機能障害

〈禁忌〉①重症ケトーシス、糖尿病性昏睡または前昏睡、②重症感染症、手術前後、重篤な外傷、③本剤に過敏症の既往歴、④妊婦・妊娠している可能性がある婦人[32]

〈後発製剤〉なし（２０１２年7月現在）

（6） インクレチン関連薬

［作用機序］炭水化物、脂肪を摂取すると腸管粘膜から分泌されて膵β細胞からインスリン分泌を促進する因子の存在が予見されて「インクレチン」と命名されました（Mcintyre et al, 1964）[83]。その後、小腸上部のK細胞から分泌される glucose-dependent insulinotropic peptide（ブドウ糖依存性インスリン刺激ペプチド：ＧＩＰ）と小腸下部のL細胞から分泌される glucagon-like peptide-1（グルカゴン様ペプチド１：ＧＬＰ－１）の２種類のポリペプタイドが発見されました（Drucker and Nauck, 2006）[84]。ＧＩＰ受容体は主に脂肪組織と骨芽球に、ＧＬＰ－１受容体は胃や中枢神経に分布しています。一方で生体内には広汎にタンパク分解酵素の dipepetidyl peptidase（ＤＤＰ－４）が存在し、ＧＩＰやＧＬＰ－１を速やかに分解して不活性化します。ＧＩＰとＧＬＰ－１の血中半減期の差異からＧＬＰ－１受容体アゴニスト（インクレチン・ミネティクス）とＤＤＰ－４阻害薬（インクレチン・エンハンサー）が開発されました。

ＧＬＰ－１作動薬が膵β細胞の受容体に結合するとprotein kinase A（ＰＫＡ）依存性経路を介してK_{ATP}チャンネルを閉鎖して電位依存性Caチャンネル（ＶＰＣＣ）を開口させてインスリン分泌を刺激します。作用機序は血糖依存性でCa^{2+}濃度の上昇が前提になるため重症低血糖を回避できます。また、ＳＵ薬やグリニド薬との併用で相加的効果が期待できます。ＧＬＰ－１は中枢神経系で摂食中枢を抑制して体重を減じます。本製剤のリラグルチドの体重減少作用はＢＭＩが高いほど強くなります。肝臓、筋肉、脂肪組織のインスリン感受性を改善してブドウ糖の取り込みを亢進し、胃では胃酸分泌の抑制作用、蠕動運動低下作用、胃内容排出遅延作用などの諸作用を通じて血糖改善作用を果たします。

ＤＰＰ－４は腎臓、小腸粘膜上皮、肝臓、リンパ球表面など体内に広範に存在するタンパク分解酵素です。ＤＰＰ－４阻害剤は生体内のＧＬＰ－１、ＧＩＰの濃度を安定させて血糖を低下させます。そのインスリン分泌促進、グルカゴン分泌抑制作用は血糖値依存性です(Drucken and Nauck, 2006)[84]。ＧＬＰ－１受容体作動薬には体重減少作用がありますが、ＤＰＰ－４阻害薬にはありません。ＧＩＰも活性化するので脂肪が増加します。

［適応］ＧＬＰ－１受容体作動薬の適応は食事療法や運動療法で血糖コントロールが不可能なインスリン非依存性症例です。インスリン依存性患者は急激なケトアシドーシスを発症するので禁忌です。代表的な製剤にリラグルチド、エキセナチドがありますがリラグルチドはＳＵ薬との併用が、エキセチナチドはＳＵ薬、ビグアナイド薬、チアゾリジン薬との併用が認められています。リラグルチドはＤＰＰ－４抵抗性があります。エキセナチドはアメ

リカトカゲの唾液腺から分離されたペプチドでDPP－4で分解されにくい製剤です。両者ともに血糖値改善以外の血圧、脂質などの心血管因子を有意に改善します（Klonoff et al. 2008）[85]。

DPP－4阻害薬は経口投与が可能なインクレチン製剤で単独投与なら低血糖の発現頻度が低率で糖尿病発症早期から使用可能です。

［副作用］GLP－1受容体作動薬の主たる副作用は胃内容物排泄遅延作用に起因する軽度から中等度の消化器症状で、悪心が高率です。低血糖も発現しますが軽度です。しかし、SU薬と併用すると低血糖の発現頻度が高率になります。また、抗Ex抗体が50％前後で陽性化しますが、その意義は明らかになっていません。

DPP－4阻害薬も重篤な副作用報告はありません。しかし、腎機能障害症例は排泄の遅延で血中濃度が上昇するので減量します。シタグリプチンは透析患者に禁忌で、ビルダグリプチンは肝機能障害が禁忌です。また、本剤はSU薬との併用で重篤な低血糖発現症例の報告があります。高齢者や軽度腎機能低下症に高率です。

［製剤］GLP－1受容体作動薬はすべて注射製剤です。薬価収載製剤にはリラグルチドとエキセナチドがあります。リラグルチドの先発製剤はビクトーザ™（ノボ）、エキセナチドの先発製剤はバイエッタ™（リリー）です。

DPP－4阻害薬は経口製剤で、薬価収載製剤にシタグリプチン、アログリプチン、ビルダグリプチンがあります。シタグリプチンの先発製剤にグラクティブ™（小野）とジャヌビア™（ＭＳＤ）が、アログリプチンの先発製剤にはネシーナ™（武田）が、ビルダグリプチンの先発製剤にはエクア™（ノバルティス）があります。

《リラグルチド》

◆ビクトーザ皮下注18㎎™

〈適応〉次のいずれかの治療で効果不十分な場合の２型糖尿病／食事療法・運動療法のみ、食事療法・運動療法に加えてＳＵ剤を使用㉜

〈副作用〉◇軽症：便秘・悪心、◇重症：低血糖症状（脱力・倦怠感・高度な空腹感・冷や汗）、膵炎症状（悪心・嘔吐を伴う持続的な激しい腹痛・腰背痛、発熱）、腸閉塞症状（高度な便秘・腹部膨満感・持続する腹痛、嘔吐）

〈禁忌〉①本剤に過敏症の既往歴、②糖尿病性ケトアシドーシス、糖尿病性昏睡、１型糖尿病、③重症感染症、手術等の緊急の場合㉜

〈後発製剤〉なし（２０１２年７月現在）

《エキセチナチド》

◆バイエッタ皮下注５μgペン３００、皮下注10μgペン３００™

〈適応〉２型糖尿病（ただし、食事療法・運動療法に加えてＳＵ剤〈ビグアナイド剤またはチアゾリジン系薬剤との併用を含む〉を使用しても効果不十分な場合）㉜

〈副作用〉◇軽症：便秘・悪心、低血糖症状（ふるえ・寒気・動悸・冷や汗・空腹感・イライラ）、◇重症：低血糖症状（異常な言動・痙攣・昏睡）、腎不全、急性膵炎、アナフィラ

キシーショック、血管浮腫、腸閉塞
〈禁忌〉①本剤に過敏症の既往歴、②糖尿病性ケトアシドーシス、糖尿病性昏睡、1型糖尿病、③重症感染症、手術等の緊急の場合、④透析患者を含む重度腎機能障害㉜
〈後発製剤〉なし（2012年7月現在）

《シタグリプチン》

◆グラクティブ錠25mg，50mg，100mg TM

◆ジャヌビア錠25mg，50mg，00mg TM

〈適応〉次のいずれかの治療で効果不十分な場合の2型糖尿病における食後高血糖の改善／食事療法・運動療法のみ、食事療法・運動療法に加えてSU剤・チアゾリジン系薬物・ビグアナイド系薬物・αグルコシダーゼ阻害剤・インスリン製剤のいずれかを使用㉜
〈副作用〉◇軽症：低血糖症状（ふるえ・寒気・動悸・冷や汗・空腹感・イライラ）、◇重症：低血糖症状（異常な言動・痙攣・昏睡）、アナフィラキシー症状、重篤皮膚症状、肝機能障害、腎機能障害、急性膵炎、間質性肺炎、腸閉塞、横紋筋融解症
〈禁忌〉①本剤に過敏症の既往歴、②糖尿病性ケトアシドーシス、糖尿病性昏睡、1型糖尿病、③重症感染症、手術等の緊急の場合、④透析患者を含む重度腎機能障害㉜
〈後発製剤〉なし（2012年7月現在）

《アログリプチン》

◆ネシーナ錠6・25mg，12・5mg，25mg TM

〈適応〉次のいずれかの治療で効果不十分な場合の2型糖尿病における食後高血糖の改善／食事療法・運動療法のみ、食事療法・運動療法に加えてSU剤・チアゾリジン系薬物・ビグアナイド系薬物・αグルコシダーゼ阻害剤のいずれかを使用[32]

〈副作用〉◇軽症：低血糖症状（ふるえ・寒気・動悸・冷や汗・空腹感・イライラ）、◇重症：低血糖症状（異常な言動・痙攣・昏睡）、重篤皮膚症状、肝機能障害、急性膵炎、間質性肺炎、腸閉塞、横紋筋融解症

〈禁忌〉①本剤に過敏症の既往歴、②糖尿病性ケトアシドーシス、糖尿病性昏睡、1型糖尿病、③重症感染症、手術等の緊急の場合[32]

〈後発製剤〉なし（2012年7月現在）

《ビルダグリプチン》

◆エクア錠50mg TM

〈適応〉次のいずれかの治療で効果不十分な場合の2型糖尿病／食事療法・運動療法のみ、食事療法・運動療法に加えてSU剤を使用[32]

〈副作用〉◇軽症：低血糖症状（ふるえ・寒気・動悸・冷や汗・空腹感・イライラ）、◇重症：低血糖症状（異常な言動・痙攣・昏睡）、重篤皮膚症状、肝機能障害、急性膵炎、間質性肺炎、腸閉塞、横紋筋融解症、血管浮腫（ACE阻害剤と併用時）[32]

〈禁忌〉①本剤に過敏症の既往歴、②糖尿病性ケトアシドーシス、糖尿病性昏睡、1型糖尿病、③重症感染症、手術等の緊急の場合[50]

表6　非インスリン製剤の作用機序、適応、副作用

製剤	作用機序	適応	副作用・禁忌
◆SU系 (グリメピリド、グリクラシド)	膵β細胞のATP感受性K+チャンネルの閉鎖作用によるインスリン分泌促進。	インスリン基礎分泌低下例	低血糖・妊婦禁忌
◆グリニド系 (ナテグリニド、ミチグリニド、レパグリニド)	膵β細胞のATP感受性K+チャンネルの閉鎖作用によるインスリン分泌促進。	食事直後の高血糖	低血糖(SU系より軽度)・感腎機能障害
◆ビグアナイド系 (メトホルミン)	肝臓での糖新生抑制、脂肪合成酵素阻害作用による肝脂肪蓄積の抑制。	肥満を伴うインスリン分泌保全例	下痢、悪心、腎機能障害・透析患者
◆チアゾリジン系 (ピオグリタゾン)	PPARγ受容体を通じたアディポネクチンによるAMPK活性化による肝臓での糖新生の抑制と糖の細胞内取り込み亢進。	インスリン抵抗性	脂肪蓄積、水分貯留、骨塩量減少
◆α-グルコシダーゼ阻害薬 (ボグリボース、アカルボース、ミグリトール)	二糖類から単糖類への代謝阻害		腹膨満、鼓腸、放屁便秘、下痢
◆インクレチン関連薬 ◇GLP-1作動薬 (リラグリチド、アキセナチド)	GLP-1受容体を介する血糖依存性のインスリン分泌促進、グルカゴン分泌抑制	食事療法・運動療法無効のインスリン非依存性の肥満例・食後高血糖	消化器症状(悪心)
◇DPP-4阻害剤 (シタグリプチン、アログリプチン、ビルダグリプチン)	GLP-1, Gip濃度安定による血糖依存性のインスリン分泌促進、グルカゴン分泌抑制	食事療法・運動療法無効のインスリン非依存性の非肥満例・食後高血糖	腎機能障害、肝機能障害

〈後発製剤〉なし（2012年7月現在）

表6に非インスリン製剤の作用機序、適応、副作用をまとめました。

4　インスリン療法

近年、インスリン製剤が進化してインスリン療法が容易になりました。インスリン療法は禁忌がないので、適切な時期に導入して早期から血糖をコントロールすれば膵β細胞機能を温存して合併症を長期的に予防できます。

［絶対的適応］1型糖尿病や膵全摘後は生命維持にインスリン療法が不可欠です。その他の絶対的適応は、まず①インスリン依存状態にある患者、②インスリン作用不足による糖尿病昏睡（糖尿病ケトアシドーシス、高浸透圧高血糖症候群）です。次いで③重度の肝障害、腎障害合併例には経口血糖降下薬は低血糖リスクが高いのでインスリン療法に変更します。さらに④重症感染症、外傷、中等度以上の外科手術はインスリンで血糖管理します。⑤妊婦、授乳婦は経口血糖降下薬の安全性が確認されていないのでインスリン療法が適応です。⑥ブドウ糖濃度が高い輸液が必要な静脈栄養はインスリンで血糖をコントロールします。

［相対的適応］①インスリン非依存性の患者でもケトーシスを伴う高血糖症例や②経口血糖降下薬では血糖がコントロールできない症例はインスリン療法が適応です。ただし肥満症例は高インスリン血症で体重が増加してインスリン抵抗性が高まる悪循環に陥ります。一方、2型糖尿病のなかでも③やせ型症例は病態の主体がインスリン分泌不全の場合は早期のイン

スリン導入が必要です。④ステロイド治療時に高血糖を呈した症例は早期にインスリン療法を行います。ステロイド投与時は早朝空腹時血糖値が上昇する事はなく午後から夜にかけて血糖値が上昇します。このような場合は経口血糖降下剤での対応は困難です。さらに、最近では⑤糖毒性を解除する目的でインスリン療法を行います。これで代謝状態を正常化できれば経口血糖降下薬療法に復帰できます。

［インスリン製剤］現在市販されているインスリンはヒトインスリンとヒトインスリンアナログ製剤で、作用発現時間や作用持続時間で分類します。ヒトインスリン製剤は作用時間で速効型、中間型、持続型に、ヒトインスリンアナログ製剤は超速効型、持続型に分類されています。

(1) 超速効型、速効型インスリン

速効性インスリンはレギュラーインスリンとも称され、ヒトインスリンの原液を溶解した水溶性製剤で、皮下、静脈、筋肉注射いずれも可能です。皮下注射の作用発現時間は30分、最大作用発現時間は1〜3時間、作用持続時間は5〜8時間です。作用発現に時間を要するのは本製剤が六量体のためで、投与後、血管内で吸収可能な単量体や二量体に解離されます。このため、生理的な食後インスリンの分泌ピークを形成するため食前30分前に注射します。

超速効型インスリンはヒトインスリンアナログ製剤で、インスリン分子の会合に必要なB鎖末端のアミノ酸を置換して単量体〜二量体になるように開発されました。このため血管内への吸収速度が速く、注射後30〜40分で最高血中濃度に達し、最大作用発現時間は投与後1時間で、約5時間で効果は消失します（Kaku et al, 2000）[86]。このため食直前に投与します。現在薬価収載されているのはインスリンアスパルト（ノボラピッド™、ノボ）、インスリンリスプロ（ヒューマログ™、リリー）、インスリングルリジン（アピドラ™、サノフィ・アベンティア）です。

ノボラピッド注100単位/ml™
◆B鎖28位のプロリンをアスパラギン酸に置換

ヒューマログ注100単位/ml™
◆B鎖28位のプロリンをリジンに置換

アピドラ注100単位/ml™
◆B鎖3位のアスパラギンをリジンに、B鎖29位のリジンをグルタミン酸に置換

〈適応〉インスリン療法が適応になる糖尿病[32]
〈副作用〉低血糖症状（ふるえ・寒気・動悸・冷や汗・空腹感・イライラ、異常な言動・痙攣・昏睡）
〈禁忌〉①低血糖症状を呈している者、②本剤に過敏症の既往歴[32]

(2) 中間型インスリン

中間型インスリンは硫酸プロタミンを触媒にしてインスリンを結晶化して作用時間を延長

した製剤で、NPH（Neutral Protamine Hagedorn）インスリンと呼ばれます。皮下注射製剤です。皮下注射後の作用発現時間は約1～3時間で、作用持続時間は12～15時間程度で1日2回の投与で済みます。代表的製剤にノボリン™（ノボ）とヒューマグロミックス™（リリー）があります。

ノボリンN注100単位/ml™
ヒューマグロミックス50注カート™

〈適応〉インスリン療法が適応になる糖尿病(32)
〈副作用〉低血糖症状（ふるえ・寒気・動悸・冷や汗・空腹感・イライラ、異常な言動・痙攣・昏睡）
〈禁忌〉①低血糖症状を呈している者、②本剤に過敏症の既往歴(32)

(3) 持効型溶解インスリン

糖尿病患者の不足するインスリンの基礎分泌を補う製剤でインスリングラルギン（ランタス™、サノフィ・アベンティス）とインスリンデテミル（レベミル™、ノボ）があります。インスリングラルギンはA鎖21位のアスパラギン酸をグリシンに置換しB鎖C末端31位、32位に2個のアルギニン残基を付加して等電点をアルカリ側に変化させたアナログインスリンで、注射後皮下の生理的pHで等電点沈殿を生じ皮下で六量体、二量体、単量体と律速的に溶解して毛細血管から吸収されるので24時間安定した効果が持続します（Rosenstock et al,

2001)[87]。

インスリンデテミルはB鎖30位のアレオニンを除去してB鎖29位のリジン側鎖にミリスチン酸を結合したアナログインスリンです。生物学的活性がある遊離型と不活性な結合型が平衡状態で存在するので持続したインスリン作用を示します(Hamilton-Wessler, 1999)[88]。

ランタス注TM

レベミル注100単位/mlTM

〈適応〉インスリン療法が適応になる糖尿病[32]

〈副作用〉低血糖症状(ふるえ・寒気・動悸・冷や汗・空腹感・イライラ、異常な言動・痙攣・昏睡)

〈禁忌〉①低血糖症状を呈している者、②本剤に過敏症の既往歴[32]

(4) 混合型インスリン

超速効型ないし速効型インスリンと中間型インスリンの混合製剤です。例えば30R, 3/7は速効型インスリン30%と中間型70%の混合製剤で、30ミックスは超速効型30%、ミックス25は超速効型25%の混合製剤です。超速効型と速効型は追加分泌、中間型は基礎分泌補充が目的の製剤です。1日2回朝夕食前投与します。

5 漢方療法

(1) 臨床報告から

漢方方剤にはインスリン様の薬理作用はなくインスリン分泌促進作用もないので、従来から自覚症状の改善と合併症の予防や軽減が治療目的でした。注目された症状は口喝、多飲、多尿、排尿異常、遺尿、腰痛、腰下肢痛、しびれ、冷感、陰萎などです。糖尿病性腎症関連症状の口喝、多飲、多尿、排尿異常、遺尿などの漢方医学的な水毒関連症状に八味地黄丸、牛車腎気丸、六味丸、清心蓮子飲、柴苓湯、などの利水生薬含有方剤の有効性が報告されています[89]。なかでも清心蓮子飲には耐糖能改善作用があるとされています[90]。柴苓湯以外は虚証が適応の補剤です。以上の適応から糖尿病を水毒病と理解すれば著者はより利水作用が強い五苓散と当帰芍薬散にも糖尿病に起因する体質異常の改善作用があると考えています。また、口喝が激しく大量の冷水を欲する熱症状の口喝には白虎加人参湯が有効です[89]。

糖尿病性神経症関連症状の腰痛、腰下肢痛、冷感には八味地黄丸、牛車腎気丸、桂枝加朮附湯、疎経活血湯が有効です(大平, 2011)[91]。牛車腎気丸の有効率はメコバラミンより有意です(坂本ほか, 1995)[92]。有効機序としてアルドース還元酵素阻害作用、NO増加や血流増加作用が考えられています(Suzuki et al, 1999)[93]。また2型糖尿病のこむら返りに芍薬甘草湯に塩酸エペリゾンより高い有効性が報告されています(吉田ほか, 1995)[94]。陰萎には症例によって八味地黄丸が有効です[89]。

糖尿病関連体質の肥満は漢方療法のよい適応です。漢方医学は肥満を〝脂太り〟、〝水太り〟、〝堅太り〟に分類します。代表的な基本的治療方剤は〝脂太り〟は防風通聖散、〝水太り〟は防已黄耆湯、〝堅太り〟に大柴胡湯です。著者は個人的には糖尿病性肥満に〝脂太り〟適応の防風通聖散に期待していますが、臨床報告では利水作用が強い防已黄耆湯の有効性が高いと考えています。ＣＴによる内臓脂肪面積／皮下脂肪面積の比較研究で、その比は運動療法困難群で有意に減少しました[95]。この事実は防已黄耆湯の内臓脂肪減少作用を示します。内臓脂肪の減少はインスリン抵抗性を低下させます。いずれにしても漢方方剤の糖尿病性体質の改善は西洋薬の効能上昇や副作用発現抑制に貢献する事は間違いありません。

（2）西洋医学的病態から

１型糖尿病では多くの症例で自己抗体が陽性になります。複数の感受性ＨＬＡ遺伝子も明らかになっています。このため同症は自己免疫疾患と考えられます。しかし、自己免疫疾患だからといって糖尿病にステロイド療法はできません。このため漢方方剤のなかで自己免疫疾性糖尿病、とりわけ緩徐進行型に柴胡剤が期待できます。なかでも柴苓湯は自己免疫異常不育症で抗体量低下作用による有効性が明らかになっています（假野，2011）[96]。柴苓湯は前述の利水剤の五苓散と小柴胡湯の合剤です。五苓散には白朮五苓散と蒼朮五苓散があります。

前者は内胚葉系臓器の水毒に有効です。したがって本症には白朮五苓散の合剤の白朮柴苓湯（クラシエ社）を処方します。白朮柴苓湯療法を併用すれば、小柴胡湯のインスリン治療によるインスリン自己抗体（ＩＡＡ）の陽性化予防を含めた免疫作用だけでなく白朮五苓散の内胚葉性臓器の水毒改善作用で投与インスリンの効能を上げて、投与量を低減できる可能性があります。治療効果はＧＡＤ抗体、ＩＡ－２，ＩＡＡをマーカーに、低下傾向が認められれば続行します。白朮柴苓湯の虚実証は間証ですから、明らかな虚証の症例には柴胡桂枝乾姜湯と白朮五苓散の合方療法を行います。また病況に応じて以下の２型糖尿病漢方療法も併用します。

２型糖尿病には漢方方剤の薬理作用で非インスリン薬の薬理作用を高めるのが治療目的です。以下のいずれの方剤も八綱、気・血・水弁証法（假野，2011）[97]で運用します。非インスリン糖尿病治療薬のなかで①ＳＵ薬とグリニド薬の薬理作用は膵β細胞に作用してインスリン分泌を促進するので両剤の膵臓への循環と分泌されたインスリンの循環動態の改善を目的に利水剤と駆瘀血剤を併用します。前者は神経症などの合併がない症例では利水作用が強い五苓散や当帰芍薬散を選択します。両方剤ともに朮製剤ですが前述のように内胚葉系臓器の水毒に効能が高い白朮製剤（コタロー社、クラシエ社等）が適切です。神経症の合併や排尿異常がある高齢男性の虚証症例には八味地黄丸、牛車腎気丸がよいでしょう。駆瘀血剤は女性で重要です。女性は男性より骨盤より下部の筋肉の発達が悪いので腰下肢の循環状況が不良です。虚実証と便通に十分留意して通導散、桃核承気湯、桂枝茯苓丸、疎経活血湯、加味逍遥散、当帰芍薬散等を投与します。尚、加味逍遥散と当帰芍薬散は白朮製剤が適応です。②ビグアナイド薬は肝臓の糖新生抑制作用とともに骨格筋へのブドウ糖取り込み促進作用で

表7　非インスリン薬に併用する漢方方剤

非インスリン製剤	有効な漢方的薬理作用	漢方方剤(実・間)	漢方方剤(間・虚)
◆SU薬・◆グリニド剤	利水剤	五苓散(白朮)	八味地黄丸、牛車腎気丸、当帰芍薬散
	駆瘀血剤	通導散、桃核承気湯、桂枝茯苓丸	疎経活血湯、加味逍遥散、当帰芍薬散
◆チアゾリジン薬	利水剤、抗裏寒剤	五苓散(白朮)	当帰芍薬散、真武湯
◆α−グルオキシダーゼ阻害剤	抗裏寒剤、抗血虚剤 駆瘀血剤	大黄牡丹皮湯、通導散、桃核承気湯	大建中湯、当帰湯
◆インクレチン関連薬	利水健胃剤、抗裏寒剤	平胃酸、半夏瀉心湯	人参湯、桂枝人参湯、小建中湯、真武湯

インスリン抵抗性を改善します。このため有効性が期待できる方剤はSU薬、グリニド薬と同様に利水剤と駆瘀血剤です。利水剤は中年以降の男性は腎虚が適応の補腎剤がメインで、瘀血証の女性は駆瘀血剤が中心です。ビグアナイド薬と同じインスリン抵抗性改善剤の③チアゾリジン薬の薬理作用は脂肪組織への脂肪酸取り込みですから内胚葉系臓器の水毒改善方剤の五苓散と当帰芍薬散の白朮製剤が第一適応です。④α－グルコシダーゼ阻害薬の作用機序は炭水化物の小腸での二糖類から単糖類への代謝阻害作用です。代謝を阻害された二糖類が大腸で代謝されると効能の低下や最悪の場合はイレウスを発症するので、大腸からの排出を促進する目的で抗裏寒剤、抗血虚剤、便秘に有効な駆瘀血剤を併用します。具体的には大建中湯、当帰湯、通導散、桃核承気湯などです。本剤の場合は副作用対策の意味合いが強くなります。⑤インクレチン関連薬は小腸の高血糖を感知して小腸から分泌されるインクレチンがインスリン分泌を促進する事と関係するので炭水化物の消化吸収を促進する方剤が適応です。平胃散、半夏瀉心湯、人参湯、桂枝人参湯、小建中湯、真武湯等などです。人参湯と真武湯は白朮製剤が適応です。

以上より本症では水毒、瘀血を合併する2型糖尿病は漢方方剤の併用で非インスリン製剤の効能が高まります。また便秘、下痢に留意しながら患者個々の胃腸機能を漢方医学的に把握して食事療法に漢方健胃方剤を併用します。非インスリン療法適応の漢方療法を表7にまとめました。

6　番外（健康食品やサプリメント）

本症もランキング化されていますので順位に従って解説します。

（1）白井田七™（田七人参サプリ：12000円）

田七人参はウコギ科サンシチニンジンで中国広西省の田陽、田東で産したために〝田〟が冠せられました。西洋医学的に抗ウイルス作用、高コレステロール作用、抗腫瘍作用があり、漢方医学的には駆瘀血作用、止血作用があります。高血圧症への有効機序は漢方医学を根拠にしています。含有成分はサポニン、カロチン、ビタミンB1，2，6，12，E、カルシウム、田七ケトン、有機ゲルマニウム、葉酸、デンシチン、ステロール、亜鉛、マンガン、ナトリウム、アミノ酸19種、マグネシウム、カリウム、リン、鉄、銅、フラボノイドなどです。デンシチンはアミノ酸の一種で血液中のコレステロールを低下させて血流を改善してさらに高麗人参（ウコギ科オタネニンジン）にはない止血作用があります。生活習慣病の原因になる活性酸素の除去作用があるサポニンは高麗人参の7倍と宣伝しています。

（2）緑茶™（日清オイリオ、富士産業：4095円）

成分は難消化性デキストリン、緑茶抽出物、緑茶です。消費者庁の許可表示は「本製品は食物繊維として難消化性デキストリンを含有しているために食事に含まれる糖の吸収を穏やかにするので、食後の血糖値が気になる人に適している」です。α－グルコシダーゼ阻害薬と同じ効能です。

(3) 豆鼓エキス粒タイプ™(日本サプリメント:4820円)

豆鼓(トウチ)は黒大豆(マメ科クロダイズ)に塩を加え発酵させて水分を減じた食品です。糖負荷試験(75gOGTT)を改善すると宣伝しています。消費者庁に「血糖値が気になり始めた人に適している」との表示が許可されています。塩分を減じて作ったものは淡豆鼓と呼ばれ漢方薬の風邪薬や外用薬に配合されています。

(4) 紅蔘エキス茶™(正官庄:12000円)

薬用人参はウコギ科オタネニンジンで皮を剥いで天日で乾燥させたものを白蔘、皮を剥がずに湯通しして乾燥させたのが紅蔘です。よく間違えられますが食用ニンジンはセリ科ニンジンで品種が異なります。主成分はサポニンで30種類以上を含みます。人蔘の漢方医学的な「証」は「虚」、「寒」、「乾」ですから体力がなくて冷え性で汗をかかない人が適応です。したがって、反対に体力があるほてり症で多汗症の人が飲用すると副作用のほてりと発汗が増悪して不眠症になります。よく誤解されますが、「ニンジンはすごい、ギンギンにほてって寝れない」のはニンジンの効能ではなく体質が違う人が服用した場合の副作用です。薬理作用としては微小循環改善作用、抗動脈硬化作用、糖脂質代謝促進作用、脳中枢・自律神経調整作用、抗不安作用などが報告されています。

《西洋薬か漢方薬かそれともクスリ以外か》

◆度を越していない場合

本症の度を越していない病型は移行型です。移行型はインスリン分泌促進作用がないα－グルコシダーゼ阻害剤などの経口糖尿病薬を投与する事もあります。しかし、食事療法と運動療法を優先すべきです。食事療法には漢方療法を併用します。

結論：①に食事療法プラス漢方薬、②に運動療法、③がなくて、④に西洋薬療法

◆度を越した場合

糖尿病と診断された症例です。さらに多臓器障害を発症していない症例と〝かなり度を越した〟発症症例に分類します。他臓器障害を発症していない症例には他臓器障害を発症させないことが重要な治療目的です。このため、西洋薬療法を感情的に忌避するのは賢明ではありません。積極的に西洋薬療法を行います。時にインスリン療法も躊躇しません。西洋薬の効能を高めて副作用を軽減するために漢方薬を併用します。もちろん薬物療法だけでよいわけではありません。食事療法と可能な運動療法も併用します。ただし、血糖コントロール不良例の運動療法は禁忌であることを忘れてはなりません。

結論：①に全部

第三章　高脂血症

【歴史】

コレステロールは1784年にある研究者が胆石から固体を初めて同定し、ギリシャ語の胆汁（chole-）と固体（stereos）から命名しました。また化学構造がアルコール体のために化学命名接尾辞の〝-ol〟が付加されてコレステロールになりました。

20世紀初頭に動脈硬化病巣にコレステロールの沈着が発見されて以来コレステロールと動脈硬化の関係が注目され、その後の疫学研究の進捗によって各種の動脈硬化の各種危険因子が同定されましたが、その中で高コレステロール血症が主要な冠危険因子と認定されました。動物実験でコレステロール負荷が高コレステロール血症の、そして動脈硬化の原因になる事が明らかになったためです。このため、動脈硬化の予防と治療のために血中コレステロール値の低下が必要と考えられ、それを目標にした食事療法が行われるようになりました。

1950年代になると血清脂質の測定が普及して、脂質異常症は高コレステロール血症、低コレステロール血症、高中性脂肪血症、低中性脂肪血症、高リン脂質血症、低リン脂質血症に分類されました。さらに、脂質異常症は先天性と続発性に分別され、続発性は肝疾患、腎疾患、内分泌性疾患との関連が明らかになっていきました。一方で、脂質代謝異常で臓器に脂質が蓄積する疾患はリピトーシスとして区別されました。血清脂質の測定で病態の脂質代謝異常の診断と動脈硬化の危険因子の診断、急性膵炎の予防、黄色腫の原因も診断できますが、動脈硬化危険因子評価が主たる目的になりました。

当初は血清脂質が増加した病態は高脂血症、中性脂肪（トリグリセライド）が増加して血液が白濁した病態を脂血症と区別しました。そして、血清脂質異常症の中でもとりわけコレステロールとトリグリセライドの増加が動脈硬化の進行の原因になる事が明らかになると高脂血症として総括されました。血清脂肪値に影響する食事因子を7カ国を対象に横断的地域別に調査すると、高コレステロール食、高脂肪食、低植物繊維食が高脂血症要因と明らかになったために動物性食品の摂取の制限と植物性食品の摂取を増やす食事療法が推奨されました。１９６０年代に電気泳動法でリポタンパク分画検査が可能になると高脂血症のリポタンパクレベルの増加が明らかになって高リポタンパク血症として分類されました。主要なリポタンパクにカイロミクロン（ＣＭ）、ＶＬＤＬ、ＩＤＬ、ＬＤＬ、ＨＤＬなどが同定され、増加したリポタンパクの組み合わせでⅠ〜Ⅳ型に分類し、現在でも食事療法の根拠になっています。高トリグリセライド血症のＣＭ増加例は脂肪摂取減量が指導されました。

ＨＤＬが注目されるようになったのは１９７０年代です。この結果、低ＨＤＬコレステロール血症は独立した動脈硬化危険因子に認定されました。低ＨＤＬコレステロール血症の臨床的な意義が認められて高脂血症を含めて dyslipidemia と呼称されるようになりました。Dyslipidemia は当初「異脂肪血症」ないし「脂質異常血症」と翻訳されましたが、日本動脈硬化学会は「脂質異常症」と命名しました。臓器に脂質が沈着する病態は「リピトーシス」と区別され、特異的治療が行われるようになりました。従来の血清総コレステロール（ＴＣ）を測定した大規模疫学調査のエビデンスはＴＣの７〜８割を占めるＬＤＬコレステロールないし非ＨＤＬコレステロールの影響を評価していたことになります。非ＨＤＬコレステロールとＨＤＬコレステロール比率は動脈硬化指数と呼ばれ、動脈硬化のリスク評価とされました。動脈硬化の予防・治療はＴＣ値を低下させるだけでなく、ＨＤＬコレステロールを増加させてＬＤＬコレステロール値を低下させる必要がありますが、実地臨床現場ではいまだにＴＣ値で動脈硬化リスクが評価されています。

高脂血症は①生活習慣に起因する脂質異常症、②家族性脂質異常症、③二次性脂質異常症に粗分類しますが、本書のテーマの生活習慣病としての脂質異常症は①ですが、②には原因が生活習慣だけでなく遺伝要因も関係する「本態性高脂血症」も含めました。③は病名表記にとどめました。詳しくは拙書の「続更年期障害は存在しない」[98]を参照してください。

【疫学】

厚生労働省の調査によれば我国には日本動脈硬化学会のガイドライン[99]の総コレステロール（ＴＣ）と中性脂肪（ＴＧ）が適正値以上の人は総人口の20％以上の２２００万人以上存在します。ＴＣ２２０㎎／㎗以上は男性26・８％、女性34・８％と女性が多数です。ただし、最近発表された女性を年齢別に分類した日本人間ドック学会の新基準[100]によると有病率はかなり低下します。日本人と米国人を比較すると20歳未満は日本人に多く、40歳以上は米国人が多数です。我国の原発性高コレステロール血症の有病率はヘテロ接合体０・００２％、ホモ接合体０・０００１％です。また、原発性高脂血症は95％、二次性高脂血症が５％で原発性高脂血症が圧倒的多数を占めています。

【原因による病型分類】（表８、９）

１　原発性高脂血症

高脂血症は血液中の脂質が増加した動脈硬化性疾患の易発症状態で、原発性と二次性に分類します。一般的には原発性高脂血症の分類は厚生労働省特定疾患原発性高脂血症調査研究班分類が採用されています[101]。血中の脂質にはコレステロール（Ｃ）、コレステロールエステル（ＣＥ）、中性脂肪（トリグリセライド、ＴＧ）、リン脂質（ＰＬ）、遊離脂肪酸（ＦＦＡ）があり、ＦＦＡは血漿アルブミンと結合していますが、そのほかの脂質は表面がＣ，ＰＬ、中心がＣＥ，ＴＧで構成される球状のミセル球状とアポリポタンパクの複合体のリポタンパクとして存在します（図２）。水に溶けないＴＣとＴＧは血中に単独で存在できないのでリポタンパクの構成成分として存在するのです。

《リポタンパクの臨床検査値》

リポタンパクは比重が軽い順にカイロミクロン（乳状脂粒：ＣＭ）、超低比重リポタンパク（ＶＬＤＬ）、低比重リポタンパク（ＬＤＬ）、高比重タンパク（ＨＤＬ）に分類されます。

図2　リポタンパクの構造

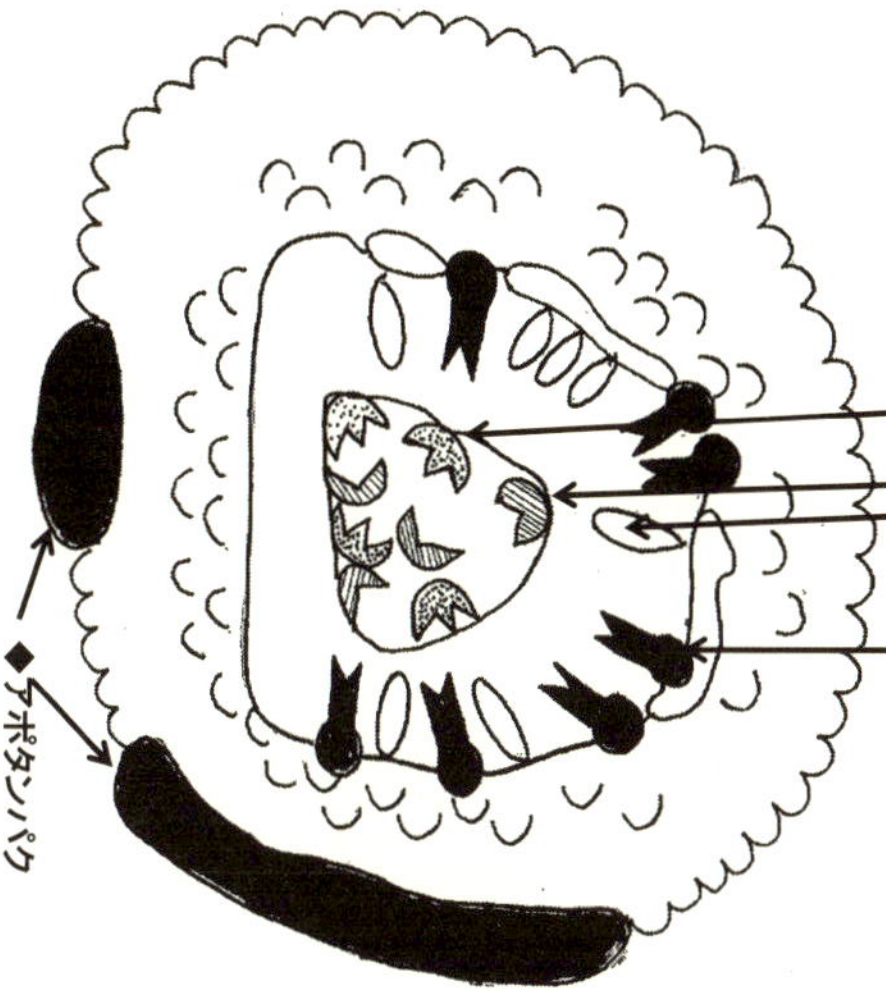

ＨＤＬはさらにＨＤＬ2とＨＤＬ3に分類されます。一般的にはＶＬＤＬは〝超悪玉〟、ＬＤＬは〝悪玉〟、ＨＤＬは〝善玉〟コレステロールと称されています。コレステロール臨床検査の総コレステロール（ＴＣ）値は全てのリポタンパクに含まれるＣ＋ＣＥの、血清ＴＧはＴＧの測定結果で、現在、単独で測定可能なＬＤＬとＨＤＬはＬＤＬ粒子とＨＤＬ粒子に含まれるＣ＋ＣＥの測定結果です。ＴＧが４００㎎／dl未満でＬＤＬを計算するフィールドワルドの式：ＬＤＬ＝ＴＣ－ＨＤＬ－ＴＧ／5は血清ＴＧの１／5がＶＬＤＬなどに含まれるコレステロール量に相当する事実を前提にした計算式です。

２００7年度版の動脈硬化性疾患予防ガイドライン[99]による空腹時の脂質異常は

◇高ＬＤＬコレステロール血症：ＬＤＬ≧１４０㎎／dl

◇低ＨＤＬコレステロール血症：ＨＤＬ＜40㎎／dl

◇高トリグリセライド血症：ＴＧ≧１５０㎎／dl

となっています。以上の診断基準から従来のＴＣ≧２２０㎎／dlは除外され、「高脂血症」が「脂質異常症」に病名変更されました。この理由はＨＤＬが高値のＴＣ≧２２０㎎／dl以上の症例が少なくない事実や動脈硬化のリスクとして確立した低ＨＤＬ血症を包括する概念として「脂質異常症」が適切と考えられたためです。

ＴＧが４００㎎／ml以上の症例はＬＤＬを直接測定しますが、このような症例には後述のⅢ型高脂血症が含まれるので、高度動脈硬化惹起性のＣＭＲとＩＤＬを測定しないと動脈硬化リスクを過小評価するからです。

最近、日本人間ドック学会は以下の新基準値(100)を発表しました。男性と女性に分け、LDLは年齢で基準値を変更しています。いずれも日本動脈硬化学会の基準値より高めです。最近では生活習慣病に関する cut off 値は製薬会社の意向を強く反映して低めに設定される事が多いので、私は男女（さらに女性は年齢別に）に分類した基準は丁寧で現実的と評価しています。

◇高LDLコレステロール血症：♂：LDL≧178 mg／dl、♀：31〜45歳：≧152 mg／dl、46〜65歳≧183 mg／dl、66〜80歳：≧190 mg／dl

◇高トリグリセライド血症：♂：TG≧198 mg／dl、♀：≧134 mg／dl

◇高総コレステロール血症：♂：TC≧254 mg／dl、♀：31〜45歳：≧238 mg／dl、46〜65歳：273 mg／dl、66〜80歳：≧280 mg／dl

《リポタンパクの代謝と動脈硬化》図3

カイロミクロン（CM）は小腸から吸収された脂質から合成されTG：C＋CE比12：1のリポタンパクで、結合する主要アポタンパクはB－48です。VLDLは肝臓で合成されるTG含量が多いリポタンパクですが、TG：C＋CE比は5：2程度で主要アポタンパクはB－100です。ApoB－100とApoB－48は同じ遺伝子に由来し、小腸でmRNAレベルの修飾を受けて約48％の大きさの分子になった事が名称の由来です。ApoB－100とApoB－48は巨大な分子で、それぞれCMとVLDL粒子に1分子が脂質に埋まっています。したがって、ApoB－

図３ リポタンパク代謝

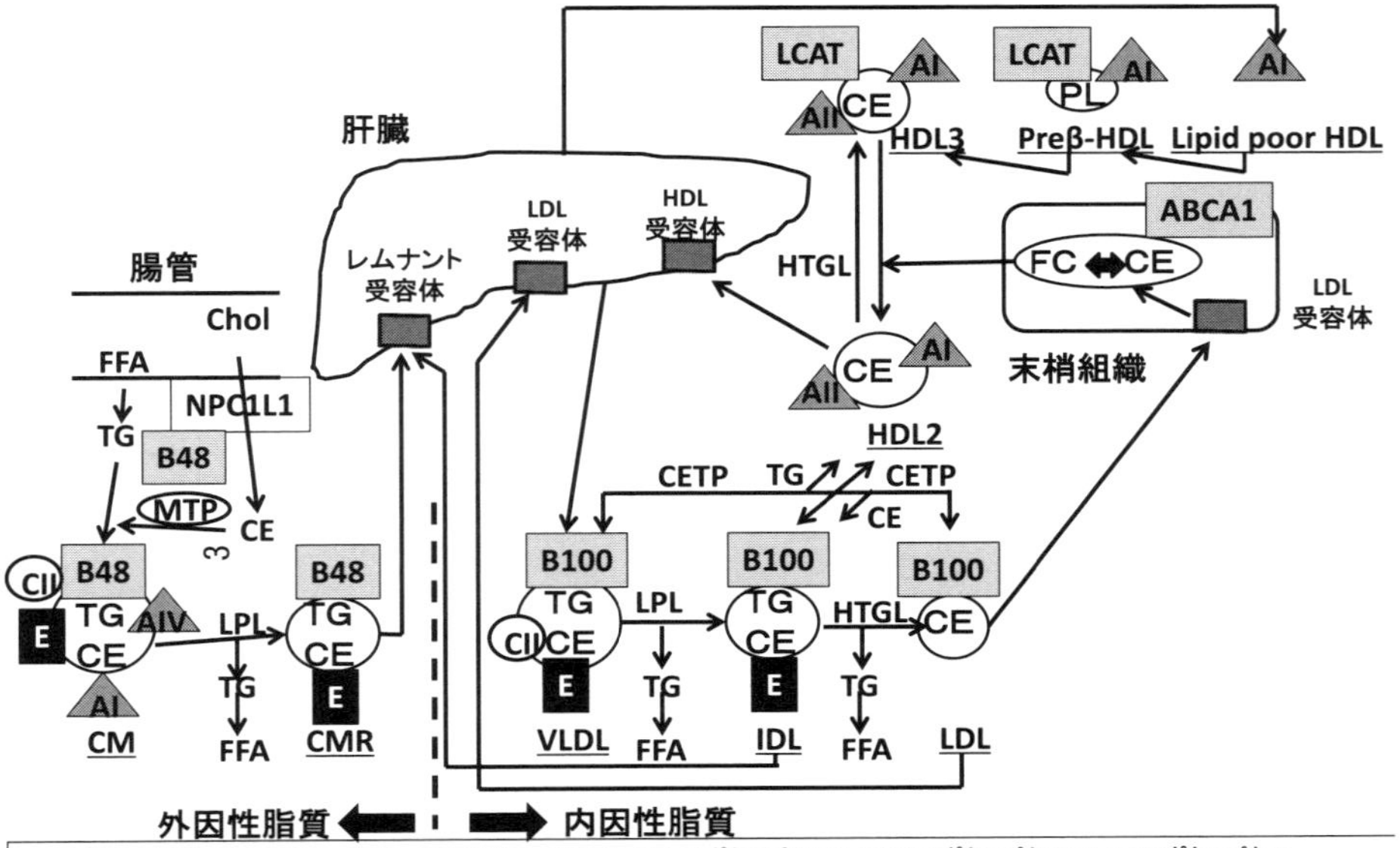

AI：アポタンパクAI、AII：アポタンパクAII、AIV：アポタンパクAIV、B48：アポタンパクB48、B100：アポタンパクB100、CII：アポタンパクCII、E：アポタンパクE、PL：リン脂質、NPC1L1：Nieman-Pick C1、ABCA1：ATP結合カセット、LACT：レシチンーコレステロールアシルトランスフェラーゼ

１００を確認すればＶＬＤＬまたはＶＬＤＬ由来のＩＤＬかＬＤＬで、ApoB－48を確認すればＣＭかＣＭレムナント（ＣＭＲ）です。ＣＭとＶＬＤＬはリポタンパクリパーゼ（ＬＰＬ）という酵素でＴＧが水解されて小型化します。この反応には補助因子のApoCⅡが必要です。小型化すると肝性リパーゼ（ＨＴＧＬ）でさらにＴＧが水解されて粒子サイズが小型化してＬＤＬに変換します（図3）。

また、ＨＴＧＬはＨＤＬ$_2$をＨＤＬ$_3$に小粒子化します。ＬＤＬはＬＤＬ受容体を介して全身の組織に取り込まれて細胞膜成分の材料になります。血中ＬＤＬ量は肝臓のＬＤＬ受容体で調節されますが、家族性高コレステロール血症のようなＬＤＬ鬱滞状態では変性したＬＤＬがマクロファージに貪食されて動脈硬化が進行します。ＣＭＲ表面にはApoEが結合してレムナント受容体で速やかに除去されますが（図3）、Ⅲ型高脂血症のような鬱滞状態では血管壁マクロファージに貪食されて動脈硬化が進行します。このためＬＤＬやレムナントは動脈硬化惹起性リポタンパクです。

ＨＤＬの主要アポタンパクはApoAⅠで、肝臓や小腸で合成されます。合成されたApoAⅠはＡＴＰ結合輸送膜タンパクで脂質成分を受け取ってＨＤＬ粒子を形成します。ＬＰＬでＴＧが水解されたＣＭやＶＬＤＬの膜成分もＨＤＬの材料になるのでＴＧ代謝が遅延するとＨＤＬレベルが低下します。ＨＤＬに蓄積されたCEはＨＤＬ自体を介して直接あるいはコレステロールエステル転送タンパク（ＣＥＴＰ）の作用でApoBを持つリポタンパクに転送されて肝臓に取り込まれます。血管壁からＨＤＬを介して肝臓へのコレステロール逆転送系が存在するので

ＨＤＬは動脈硬化防御性リポタンパクの別名があります。

（1）原発性高カイロミクロン血症

本症は血清ＴＧが１０００㎎／dl以上の著明な高ＴＧ血症になります。ＣＭのＴＧ：Ｃ＋ＣＥ比は12：１ですから血清ＴＧ値が仮に２０００㎎／dlでも血清ＴＣ値は正常範囲以内ですがＨＤＬは低値です。血清ＴＧ／血清ＴＣ比が10以上の高ＴＧ血症は本症です。家族性リポタンパクリパーゼ欠損症やアポリポタンパクＣⅡ欠損症は常染色体劣性遺伝で家族歴に近親結婚が多く、小腸から吸収されたＴＧがＣＭになるので乳児期に血清ＴＧが１０００㎎／dl以上で発見されます。重篤な合併症が急性膵炎で、脂肪摂取を可能な限り減じてＣＭを形成しない中鎖性脂肪酸中心の食事で血清ＴＧを低下させます。ＬＰＬやApoCⅡがタンパクレベルで欠損している場合は血中濃度を測定すれば診断可能ですが、タンパクとして存在しても活性が欠損している変異が多数報告されているので、強く疑う場合は活性を測定します。

原発性Ⅴ型高脂血症はＣＭとＶＬＤＬ双方が増加し、食事を脂肪から炭水化物に変えてもＬＰＬ欠損症やApoCⅡ欠損症のように血清ＴＧは低下しません。原因は不明ですがＶＬＤＬの合成促進が中心病態で成人期に発症します。ＬＰＬ欠損，ApoCⅡタンパクレベル欠損はともになく、Ⅲ型高脂血症の原因になるApoEにも異常はありません。

（2）原発性高コレステロール血症

本症は冠動脈疾患が若年期から発症するので早期発見・早期治療が重要です。家族性高コレステロール血症はLDL受容体の遺伝子異常で、肝臓のLDL取り込み低下が原因で高コレステロール血症になり、血清TC値は片方の親から遺伝子を受け継いだヘテロ接合体（500人に1人）は260〜500mg／dl、両親から遺伝子を受け継いだホモ接合体（1000000人に1人）は500〜1000mg／dlに達します。血清TG増加症例も存在しますがTCと比較すれば少数です。多くの変異が報告されており、LDL受容体の完全欠損、部分欠損の各程度の組み合わせで血清LDL値が大きく変わります。特徴的な所見は腱黄色腫で、アキレス腱肥厚をエックス線で調べ9mm以上が陽性です。ホモ接合体では小児期に心筋梗塞を発症するので陽性診断と同時に吸着器でLDLを取り除くLDLアフェレシス（体外循環血交換）を行います。

ヘテロ接合体は男性20歳、女性30歳を目途にHMG－CoA還元酵素阻害剤や陰イオン交換樹脂製剤療法を始めます。この際、常染色体優性遺伝疾患故に家族全員を調べます。リンパ球LDL受容体活性が低い症例の診断は容易ですが、LDL受容体活性が正常でApoBの異常によって同様な病態を示す家族性欠陥アポリポタンパクB血症に注意します。家族性複合型高脂血症は血清TC値だけ高値のⅡa型、血清TG値のみ高値のⅣ型、双方高値のⅡb型の3病型ありますが、Ⅱb病型を中心に経時的に変化して第一度近親者（両親、兄弟、子供）がこれらの病型なら遺伝性高脂血症です。特徴は小高密度LDLの存在で、ポチアクリルアミドゲル電気泳動（PAGE）でLDLの小粒子化を証明するか、ApoB／LDL－C＞1.0で診断します。

(3) 内因性高トリグリセライド血症

家族性Ⅳ型高脂血症は血清TG値だけが高く、第一度近親者に同病型が存在し、家族性複合型高脂血症のように他の病型を呈しない遺伝性高脂血症です。特発性高TG血症はⅣ型の中で家族性Ⅳ型高脂血症と家族性複合型高脂血症を除外した高脂血症です。本症はVLDLの合成亢進やLPLの部分欠損などが原因と考えられていますが詳細は不明です。肥満や高インスリン血症を併発して成人期に発症する症例が多くメタボリック・シンドロームと親和性が高い病型です。

(4) 家族性Ⅲ型高脂血症

血清TC値とTG値がともに300〜400mg/dlの重症高脂血症でHMG-CoA還元酵素阻害剤でコントロールが困難です。CMRとIDLが増加してレムナントのTG:C+CE比が1:1程度で血清TCとTGが同程度増加します。ApoEには等電点が異なるE_2, E_3, E_4の3アイソザイムがありますが、肝臓への結合力が弱いE_2がホモ接合体として発現すると本症を発症します。発症すると動脈硬化性疾患が急速に悪化するので早期治療が必要です。PAGEでVLDLとLDLの間に不明瞭なピークが出現する事とApoEアイソフォームのE_2/E_2を根拠に診断します。臨床検査所見は直接法で測定したLDLとフリードワルド式で計算したＬＤＬが大きく乖離します。ＬＤＬ直接測定法では増加するＣＭＲとＩＤＬが除外されるからです。このため、直接法のＬＤＬが低値でも動脈硬化惹起性が高いＣＭＲとＩＤＬが増加しています。

（5）原発性高ＨＤＬコレステロール血症

コレステロール転送タンパク（ＣＥＴＰ）欠損症は日本を含めた北アジア特有の疾患で、我が国の高ＨＤＬ血症の大多数を占めますが、肝性リパーゼ（ＨＴＧＬ）欠損症が少なくありません。ＨＴＧＬ欠損症はⅢ型高脂血症と同様にレムナントが蓄積しますがＨＤＬがとりわけ高くない症例も存在するので、診断にはＨＴＧＬ活性測定が必要です。

ＣＥＴＰ欠損症は検診の血清ＴＣ高値で発見されるので、血清ＴＣ値高値症例は全例にＨＤＬを測定します。飲酒習慣がないＨＤＬ１００mg／dl以上の症例の多くはＣＥＴＰ欠損症です。ＣＥＴＰ欠損症が果たして動脈硬化惹起性病型かについては日系アメリカ人と日本人の疫学研究で結論が分かれて現時点では不明です。したがって、他にリスクがない症例は治療の必要はありません。ＨＤＬが40mg／dl以上80mg／dlまでは動脈硬化抑制的ですが、１００mg／dl以上は脂質代謝異常です。

原発性高脂血症の病型と関連家族性高脂血症を表8に、関連酵素・トランスポーター等を表9にまとめました（表8、表9）。

表8　原発性高脂血症の病型

病型	増加リポタンパク	特記	頻度(%)
Ⅰ	CM	家族性LPL欠損症 アポリポタンパクCⅡ欠損症	♂;0.1、♀;0.3
Ⅱa	LDL	LDL受容体欠損	♂;32.2、♀;53.3
Ⅱb	LDL, VLDL	家族性複合型高脂血症	♂;20.9、♀;22.8
Ⅲ	★Broad-βの出現	ApoEホモ接合体	♂;0.3、♀;0.7
Ⅳ	VLDL	VLDL合成亢進(?)、LPL欠損(?)	♂;44.6、♀;21.5
Ⅴ	CM, VLDL	高脂肪食、高含水炭素負荷でTG増加	♂;1.9、♀;1.4

★:血漿リポタンパクの電気泳動でVLDLからLDLへの連続パターン

表9　高脂血症関連酵素、トランスポーター等の生理作用

酵素・トランスポーター等名称	略称	生理作用
◆リポタンパクリパーゼ	LPL	CMとVLDLを加水分解して粒子サイズを小型化する。補助因子としてApoC Ⅱが必要。
◆肝性中性脂肪リパーゼ	HTGL	小型化されたCMとVLDLを加水分解してLDLにする。HDL2を小型化してHDL3に転換する。
◆コレステリルエステル転送タンパク	CETP	HDLのコレステロールをApoB含有リポタンパクに転送してApoB含有リポタンパクがLDL受容体を介して肝臓に逆転送する。。
◆ホルモン感受性リパーゼ	HSL	脂肪組織から遊離脂肪酸を生成する。CMとVLDL加水分解する、エピネフリン、インスリンによって活性化される。
◆コレステロール7α水酸化酵素		コレステロールを胆汁酸に変換する。
◆レシチンコレステロールアシルトランスフェラーゼ	LCAT	HDLと結合して末梢組織細胞膜から受け取った遊離コレステロールをコレステロールエステル化してLDLに渡す。
◆ABCG5/G8		小腸に排泄された植物性コレステロールを　腸管に排泄する。
◆ミクロゾームトリグリセライド転送タンパク	MTP	リポタンパクを合成する。
◆アシルCo-Aコレステロールアシルトランフェラーゼ		吸収したコレステロールに脂肪酸を結合させてコレステロールエステルを生成する。

2　二次性脂質異常症

二次性脂質異常症は特定の疾患に続発する脂質代謝異常で全脂質異常症の5％です。二次性脂質異常症の特徴は①脂質異常症が基礎疾患発見の契機になる、②脂質異常症が基礎疾患の治療で改善するので、基礎疾患の治療効果が判定できる。このため改善しない症例は脂質異常症の治療を併用します。メタボリック・シンドロームは生活習慣病で、それ以外の疾患は別疾患ですから、本書では病名の列挙にとどめます。脂質異常と診断された場合は以下の疾患の除外診断が必要です。

(1)　内分泌代謝疾患

①糖尿病

②メタボリック・シンドローム

本症は内臓肥満、耐糖能異常、脂質異常症（高ＴＧ血症、低ＨＤＬ血症）、高血圧症を併発する脳・冠血管疾患発症ハイリスク症候群です。平成20年度に本症候群は保険者に特定健診、特定保健指導を義務付けました。本症候群の脂質異常症発症機序は糖尿病と同じで内蔵型肥満によるインスリン抵抗性が原因でＴＧ増加、ＨＤＬ低下、ＬＤＬ小粒子化が起きます。機序は2型糖尿病と同じでインスリンの作用不足で脂肪細胞から動員される遊離脂肪酸が増加して肝臓でＴＧ合成が亢進しＴＧ分解酵素のＬＰＬ作用が減弱してＶＬＤＬ－ＴＧの分解が低下します。ＶＬＤＬは大型でＴＧを多く含有するＶＬＤＬ$_1$と小型のＶＬＤＬ$_2$があり、血中でＶＬＤＬ$_1$はＬＰＬの作用で水解されてＶＬＤＬ$_2$になります。ＶＬＤＬ$_2$からは通常サイズのＬＤＬが産生されますが、ＶＬＤＬ$_1$から生成されるＬＤＬは小高密度ＬＤＬになります（Packared et al, 2000）[102]。インスリン抵抗下ではＶＬＤＬ$_2$よりＶＬＤＬ$_1$の産生が増加します。また、インスリン抵抗下ではＬＰＬ活性が低下してＶＬＤＬの異化が障害されて高ＴＧ血症になります。ＶＬＤＬの異化障害はＨＤＬの産生を減じて低ＨＤＬ血症となります。

③クッシング症候群
④末端肥大症
⑤甲状腺機能低下症
⑥褐色細胞腫
⑦リポジストロフィー
⑧糖原病
⑨神経性食思不振症

（2）アルコール起因性脂質異常症

アルコールの大量摂取でＴＣ，ＬＤＬレベルは変化しませんが、ＴＧとＨＤＬレベルが上昇します。一般的にはＴＧレベルとＨＤＬレベルは逆比例の関係にありますが、本症では例外的に両者とも増加します。その理由は①アルコールの過剰摂取による脂肪酸合成の促進、β酸化の抑制で肝臓でのＴＧ合成が促進する、②アルコールはApoAＩ合成とＣＥＴＰ活性を上昇させるため血中ＨＤＬが増加する、ためです。飲酒によるＨＤＬの上昇が抗動脈硬化的かは定かではありません。

（3）薬剤起因性脂質異常症

①卵胞ホルモン

卵胞ホルモンにはＬＤＬ，ＴＣ低下作用、ＶＬＤＬ，ＴＧ上昇作用があります。したがって、女性は閉経後にＬＤＬ，ＴＣが増加します。本作用は肝臓のＶＬＤＬ産生増加、ＶＬＤＬからＶＬＤＬレムナント、ＬＤＬへの異化亢進、ＬＤＬ受容体の増加でＶＬＤＬ，ＬＤＬの肝臓への取り込みが亢進するためです。

②黄体ホルモン

黄体ホルモンにはＴＧ低下作用があります。ＶＬＤＬ産生には影響ありませんがクリアランスが増加します。このため、閉経婦人はＴＧが増加します。

③コルチコステロイド

ＴＧ、ＴＣ増加作用があります。

④向精神薬

クロルプロマジン、イミプラミンはＴＣを増加、ＨＤＬを低下させます。

⑤利尿薬

従来、サイアザイド系利尿剤はTC，LDLを増加、HDLを低下させると考えられてきましたが、それは高用量の場合で、中用量以下では脂質代謝には大きな影響がない事が判明しました。また耐糖能や尿酸代謝への悪影響も懸念されましたが、利尿剤は心血管イベントの発生を少なくともCa拮抗薬やACE阻害剤と同程度に低下させるので高血圧治療薬としての評価が上がりました。

⑥β遮断薬

β遮断薬のVLDL増加、HDL低下作用はLPL活性低下が原因です。TC，LDLには大きな影響はありません。以上の作用は$β_1$遮断薬より非選択性製剤で強力です。また、内因性交感神経刺激作用がある製剤はTG増加作用、HDL低下作用は軽度です。β遮断薬のTG増加、HDL低下作用は骨格筋の血流低下による末梢組織の糖利用の低下、すなわちインスリン抵抗性が原因です。

⑦α遮断薬

とりわけドキサゾシンは骨格筋の血流を増加させてインスリン抵抗性を改善してTGを低減、HDLを増加させます。

二次性高脂血症と各病型の増加リポタンパクを表10にまとめました（表10）。

表10　二次性高脂血症の増加リポタンパクと病型

基礎疾患	増加血清リポタンパク CM	VLDL	IDL	LDL	表現型	発症機序
糖尿病	＋	⧻	＋	＋	Ⅰ, Ⅱa, Ⅱb, Ⅲ, Ⅳ, Ⅴ	LPL活性低下、HTGL活性亢進
メタボリック症候群	＋	⧻	＋	＋	Ⅰ, Ⅱa, Ⅱb, Ⅲ, Ⅳ, Ⅴ	LPL活性低下
クッシング症候群		＋		⧺	Ⅱa, Ⅱb	HSL活性亢進
末端肥大症	＋	⧻			Ⅳ	HSL活性亢進、LPL活性低下
甲状腺機能低下症			＋	⧺	Ⅱa, Ⅱb、（Ⅲ）	HLGL活性低下
褐色細胞腫	＋	⧺		⧺	Ⅱb	HMG-CoA還元酵素活性化、HSL活性亢進
神経性食思不振症				⧺	Ⅱa	コレステロール・胆汁酸排泄障害
ネフローゼ症候群		⧺	＋	⧻	Ⅱa, Ⅱb、（Ⅲ, Ⅳ）	VLDL産生亢進、LPL活性低下
慢性腎不全		⧻	＋		Ⅳ、（Ⅴ）	LPL活性低下、HTGL活性低下
原発性胆汁性肝硬変			＋（Lp-X）		Ⅲ（？）	胆汁中コレステロールの血中への逆流
急性肝炎		⧻		＋	Ⅳ、Ⅱb	LACT低下、HTGL活性低下
全身性エリテマトーデス	⧺	＋			Ⅰ、Ⅳ、Ⅴ	IgG, IgMがヘパリンと結合してLPL活性低下
アルコール	＋	⧻			Ⅳ,（Ⅴ）	VLDL産生亢進
グルココルチコイド		＋		⧺	Ⅱa, Ⅱb	VLDL産生亢進
利尿剤		⧺		＋	Ⅱa, Ⅱb	VLDL産生亢進
B遮断薬		⧺		＋	VLDL産生亢進	VLDL産生亢進、LPL活性低下

【診断】

脂質異常症はリポタンパク産生異常か異化異常が原因です。異常病態は、糖尿病などの基礎疾患や薬剤による二次性脂質代謝異常症と原発性脂質代謝異常症に大別されます。したがって、鑑別診断と病態解析に詳細な現病歴、既往歴、家族歴、身体所見の把握が必要です。特に原発性高脂血症は黄色腫などの同定で診断可能ですが、通常はそれに加えて脂質検査、脂質関連タンパクなどのデータを総合して病態を特定します。最近では原発性脂質代謝異常症の病因が遺伝子あるいは分子レベルで明らかになってきました。しかし、依然として原因不明の高脂血症が少なくありません。各種リポタンパク代謝異常の表現型のためです。このため、臨床現場ではTC高値、TG高値、両者高値に分けて病態を判定します。

1　リポタンパク分類法

脂質異常の客観的分類はリポタンパク異常によるフェノタイプ（表現型）の判定が重要です。リポタンパク分類は複数ありますが、その中で超遠心法による比重区分法が一般的です。以下の5分画に分類します。①カイロミクロン（CM：比重0・93以下）、②超低比重リポタンパク（VLDL：比重0・93～1・006）、③中間比重リポタンパク（IDL：比重1・006～1・019）、④低比重リポタンパク（LDL：比重1・019～1・063）、⑤高比重リポタンパク（HDL：1・063～1・210）です。すなわち、血清TC値やTG値が高い場合はいずれの分画リポタンパクが高いかが問題です。現在、以上の分画の中

表11　リポタンパクフェのタイプによる高脂血症分類（WHO分類）

病型	電気泳動パターン	血清脂質値の変化	原発性	二次性
Ⅰ型	カイロミクロン	TC-TG↑↑	先天性LPL欠損症 先天性CⅡ欠損症	SLE 多発性骨髄腫 マクログロビン症 糖尿病性ケトアシドーシス
Ⅱa型	B（LDL）	TG-LDL↑	家族性高TC血症	甲状腺機能低下症 更年期障害
Ⅱb型	プレβ（VLDL）、β（LDL）	TG-LDL↑	家族性複合型高脂血症	甲状腺機能低下症 ネフローゼ 肝障害 多発性骨髄腫
Ⅲ型	ブロードβ	TG-LDL↑	アポE欠損症 アポE変性症	甲状腺機能低下症 SLE
Ⅳ型	プレβ（VLDL）	TC-TG↑	家族性高TG血症	アルコール過剰摂取 糖尿病 甲状腺機能低下症 ネフローゼ 妊娠 SLE
Ⅴ型	CMプレβ（VLDL）	TC-TG↑↑		コンロロール不良糖尿病 甲状腺機能低下症 アルコール過剰摂取 膵炎 SLE

で④LDLコレステロール（LDL）と⑤HDLコレステロール（HDL）の血清値が測定可能です。

電気泳動法によるリポタンパク分類を超遠心法と組み合わせるとリポタンパクの質の変化が分かります。表11に世界保険機構（WHO）の電気泳動法と超遠心法を組み合わせたリポタンパク分画法による高脂血症フェノタイプを示しました（Fredrickson et al, 1967、表11）[103]。我が国では厚生省特定疾患原発性高脂血症調査研究班がWHO分類に高HDL血症を加えた分類を発表しています（垂井，1986）[104]。

2　高コレステロール血症と高TG血症の鑑別診断

（1）高コレステロール血症

WHO分類Ⅱa病型です。原発性高脂血症は家族性高コレステロール血症（FH）、家族性複合性高脂血症（FCHL）の一部、特発性高コレステロール血症などを含みます。代表的な二次性高脂血症は甲状腺機能低下症です。また、閉経後女性の更年期高脂血症と呼ばれる高脂血症の多くはⅡa型です。以上の診断には原発性高HDL血症の鑑別が必要です。

（2）高トリグリセリド血症

WHO分類Ⅰ型ないしⅡ型です。原発性高脂血症には家族性Ⅳ型高脂血症、特発性高TG血症を含みます。一方の二次性高脂血症は肥満症、アルコール過剰摂取です。著明な高TG

血症はCMの存在を確認するために静置試験でI型とV型を鑑別します。病態の把握にLPL測定が必要です。

(3) 高TC血症と高TG血症の合併

WHO分類Ⅱb、Ⅲ、V型です。リポタンパクの電気泳動法で鑑別します。原発性高脂血症としてFHの一部、FCHL、家族性高脂血症、原発性V型高脂血症、特発性高コレステロール血症が、二次性は甲状腺機能低下症、ネフローゼ、糖尿病です。

3 血清静置試験と電気泳動法による高脂血症の分類

脂質異常症はWHO分類で高リポタンパク血症I型からV型に大別され（表8）、さらにⅡ型はⅡa型とⅡb型に細分します。I型は高CM血症による高TG血症病態です。Ⅱa型はLDLの増加による高TC血症で、Ⅱb型はLDLの増加とVLDLの増加に起因する経度〜中等度の高TG血症が特徴です。Ⅲ型はCMレムナントとIDLの増加でTC値とTG値両者が増加します。Ⅳ型はVLDL増加による高TG血症で、時にTCが軽度ないし中等度増加しますが、LDLは正常域です。V型はTG値の著明な高値が特徴です。その増加はCMとVLDL両者の増加に起因します。以上の高脂血症の病型に原発性と二次性がありま す。病因は遺伝的要因と食事・薬剤などの環境因子が重なります。

遺伝的素因の多くは多遺伝性で疾患の定義は困難です。現在まで遺伝性高脂血症と確定しているのはＦＨ、家族性Ⅲ型高脂血症、ＦＣＨＬです。Ｉ型とＶ型の高ＴＧ血症は一晩静置後血清で鑑別します。高ＴＧ血症の血清は乳糜状ですが、冷蔵庫で一晩静置するとＶＬＤＬは白濁のままですがＣＭは上層にクリーム状層を形成して下層が透明になります。ＣＭはアカロース電気泳動法で原点に残ります。ＣＭには変化なくＶＬＤＬだけ増加している場合はⅣ型です。ＴＣ値、ＴＧ値ともに中等度ないし高度上昇するⅢ型はリポタンパク電気泳動法で鑑別します。Ⅱｂ型はＶＬＤＬとＬＤＬは明確に分離しますが、Ⅲ型はβとプレβ位に連続して特異的なブロードβバンドが認められます。ポリアクリルアミドゲル電気泳動法ではＶＬＤＬとＬＤＬミドバンドが形成されます。

4　一般検査による鑑別診断

（1）ＬＤＬとＨＤＬによる鑑別診断

ＦＨは高度な高ＬＤＬ血症を呈しますが、ＨＤＬは正常域です。ＦＨと同様に高ＬＤＬを呈する疾患に甲状腺機能低下症、クッシング症候群、胆汁鬱滞性肝硬変があります。ネフローゼ症候群も高ＬＤＬになりますが多くの症例は高ＶＬＤＬです。神経性食思不振症はＬＤＬ高値になります。原発性高ＨＤＬの原因のコレステロールエステル転移タンパク（ＣＥＴＰ）欠損症は正常ＬＤＬ、高ＨＤＬが特徴です。一方で低ＬＤＬ疾患に肝疾患、消耗性疾患、低βリポタンパク血症、無βリポタンパク血症があります。さらに一部の蛋白質漏出性胃腸症、家族性レシチンコレステロールアシルトランスフェラーゼ（ＬＣＡＴ）欠損症が加わります。

(2) その他の血清脂質による鑑別診断

血中コレステロールにはエステル型と遊離型があります。閉塞性肝疾患ではエステル型が減少して血清リン脂質が上昇します。低HDL合併の場合は家族性LCAT欠損症かその部分病型の魚眼症の可能性が高くなります。

(3) アポリポタンパクによる鑑別診断

アポタンパク測定でリポタンパクフェノタイプが鑑別できます。リポタンパクより結果が迅速でリポタンパク異常をアポタンパクの変化で診断します。アポタンパクAⅠ、AⅡの増加はHDL増加を意味します。アポタンパクAⅠとAⅡ並びにCⅡとCⅢの比率は薬剤で修飾されます。アポタンパクBの増加はLDL，VLDLの増加を反映し、CⅡ、CⅢの同時増加例はVLDLが増加しています。アポタンパクEの増加はレムナントなどの異常タンパクの存在を示唆するのでⅢ型高脂血症の可能性が高くなります。アポタンパクCⅡの欠損は高度高TG（CM）血症の原因になります。

(4) リポタンパク電気泳動による鑑別診断

リポタンパクは電気泳動法で陰極からCM、βリポタンパク、プレβリポタンパク、αリポタンパクに分画します。超遠心法と、βリポタンパク：LDL、プレβリポタンパク：V

ＬＤＬ、αリポタンパク：ＨＤＬに対応します。したがって、ＦＨなどの高ＬＤＬ血症はβリポタンパクが、ＦＣＨＬなどの高ＶＬＤＬ血症はプレβリポタンパクが、ＣＥＴＰ欠損症などの高ＨＤＬ血症はαリポタンパクが増加します。Ⅲ型高脂血症は特徴的なＶＬＤＬからＬＤＬへの連続性のブロードβパターンが認められます。プレβとβ位の中間に泳動されるミドバンドが検出される場合はＩＤＬや他の異常リポタンパクが存在します。糖尿病で高率です。

（5）異常タンパクの測定による鑑別診断

レムナント様リポタンパクコレステロール（ＲＬＰ－Ｃ）は食後高脂血症で増加し、動脈硬化惹起性リポタンパクを含みます。リポタンパク濃度は遺伝的に規定され、高リポタンパク血症は動脈硬化リスク因子です。小粒子高密度ＬＤＬは超遠心法、ＭＲＩでも精密測定できますが、通常は電気泳動法で判定します。小粒子高密度ＬＤＬは動脈硬化の重要原因で、糖尿病やＦＣＨＬで特徴的です。

5　特殊検査による鑑別診断

（1）リパーゼ活性

ＬＰＬ活性をＬＰＬタンパク量と同時に測定するとＬＰＬ欠損症とＬＰＬ機能異常症が診断できます。ＬＰＬタンパク量が正常域の機能異常症例が存在します（Kobayashi et al,

1989)[105]。この場合はタンパク量と同時に外因性基質を使用して活性を測定します。高CM血症はLPLインヒビターによるLPL活性阻害例との鑑別が必要です。肝性中性脂肪リパーゼ（HTGL）活性はLPL活性と同時測定が可能です。HTGLの欠損は原発性高HDL血症の原因です。

(2) コレステロールエステル転送タンパク（CETP）量の測定

CETPは肝臓や小腸で合成されて血清中に存在するタンパクで、HDLのコレステロールをVLDLやLDLに転送してHDLやLDLの量や質を調整しています。CETP欠損状態ではHDLが著増ないしLDLが質的に変化します。CETP欠損症はタンパク量低下に伴ってHDL亜分画のHDL_2／HDL_3比が増大します。

(3) アポタンパクEフェノタイプ

アポタンパクEはCⅡと同様にCM，VLDL及びLDLとHDL間で受け渡して再利用されるタンパク質です。アポタンパクEの役割は細胞にこれらのリポタンパク認識のマーカーです。すなわち、肝臓などのLDL受容体に代表されるリポ脂質受容体のリガンドでⅢ型高脂血症の診断に有用です。アポタンパクEにはアイソフォームのE_2，E_3，E_4の3種があり、それぞれのタンパクのLDL受容体結合能力、例えば血清TC値は受容体との親和性が弱いE_2を有すると高値に、親和性が強いE_4を有すると低値になります。E_4はアルツハイマー病のリスク因子として有名です。E_2／E_2の場合はTC値は低値ですが電気泳動リポタンパクパターンはブロードβを示します。この状況に肥満、糖尿病、飲酒などの刺激因子が加わると血中のレムナントが鬱滞性家族性Ⅲ型高脂血症を発症します。これらのアイソフォームはその遺伝子異常の部位でリポタンパク糸球体症の原因になります。

（4）ＬＤＬ受容体活性

ＬＤＬ受容体の代表的機能は、①リポタンパク認識による脂質輸送の制御、②シグナル伝達の制御、③タンパク質分解酵素あるいはその阻害剤などの細胞外マトリックスの生体高分子の調節、④ビタミンやステロイドホルモンの輸送、などです。受容体活性の検査はとりわけＦＨ診断に有用です。リンパ球を用いて活性を測定します。

（5）遺伝子検査

ＦＨ，ＬＤＬ欠損症、アポタンパクＣⅡ欠損症、Ⅲ型高脂血症、ＣＥＴＰ欠損症などの高脂血症やＬＡＣＴ欠損症などの遺伝子解析が可能になりました。ＦＨは30％程度の共通変異があり、ＣＥＴＰ欠損症では多くが2種類の変異で発症します（Bujo et al, 2004）[106]。

（6）その他の検査

電気泳動によらないアポタンパクＢ－48量の測定系や血中の酸化ＬＤＬ測定系が確立して

います。

【治療】

1　食事療法

高脂血症は高血圧や糖尿病とともに動脈硬化のリスク因子です。通常、動脈硬化は血管が3／4閉塞するまで無症状で経過します。このため、動脈硬化症性心疾患の予防は無症状のうちに高脂血症を是正する必要があります。食事療法は高脂血症治療の基本です。食事療法はエネルギー、炭水化物、脂肪、タンパク質、ビタミン、ミネラルなどの栄養素の適正量摂取だけでなく、それらのバランスが重要で、さらには食物繊維、ポリフェノールなどの非栄養素成分の摂取促進も重要です。

高脂血症の治療目標は日本動脈硬化学会の「動脈硬化性疾患ガイドライン」[99]を基準にします。食事療法が基本です。効果が上がらずに目標値に達しない場合に限って薬物療法をかぶせます。食事療法でTC10～20％程度、TG50％以上が低下可能です。したがってリスク因子が高脂血症だけの症例はTCが250mg／dl程度、TGが300～400mg／dl程度では食事療法単独で治療が可能と考えて下さい。

(1)　高TC血症の食事療法

①エネルギー摂取量の制限

高TC血症はエネルギーの摂取制限に一次的意義があります。エネルギー摂取が増加すると体重が増加して肝臓のコレステロール合成が増加するからです。エネルギー摂取の上限は標準体重×30kcalです。日本人は1946年以来、摂取エネルギーは2000kcal前後と適正でしたが、近年は食生活の欧米化で増加しています。

②脂肪摂取制限

脂肪摂取は総エネルギーの20〜25％にします。我が国では脂肪摂取の増加で高脂血症や糖尿病が増加しました。脂肪の摂取量は構成成分に配慮します。ステアリン酸を除く飽和脂肪酸にはTC増加作用があり、逆に一価不飽和脂肪酸のオレイン酸、多価不飽和脂肪酸のリノール酸はLDLを低下させます（Miettinen et al, 1972）[107]。多価不飽和脂肪酸は体内で生合成されない必須脂肪酸で、n（ω）－6系脂肪酸（リノール酸、アラキドン酸）とn（ω）－3系脂肪酸（α－リノレン酸、EPA、DHA）の2系列から構成されます。n－6系脂肪酸はLDL低下作用がありますが、過剰摂取するとHDLが低下します（Schaefer et al, 1981）[108]。以上の各脂肪酸の摂取率は、飽和脂肪酸：一価不飽和脂肪酸：多価不飽和脂肪酸＝3：4：1、n－6：n－3＝4：1が理想的です。以上の摂取率は従来の日本食を基準にしているので肉食中心の洋食を魚中心の和食に変更するだけで基準を満たすことができます。

多価不飽和脂肪酸はシス型とトランス型に分類されます。天然油脂は全てシス型ですが、マーガリンに含まれるトランス酸はTC増加作用があります（Zock et al, 1996）[109]。

欧米ではトランス酸摂取は2％以下に勧告されていますが、我が国の摂取状況では無視してよいでしょう。

③コレステロール摂取制限

生体内のコレステロール生合成量が多いので食事性コレステロールの血清TC値に及ぼす影響は軽度です。しかし、高脂血症の素因がある症例はコレステロール摂取の増加で血清TC値が増加するので、1日のコレステロール摂取量を300㎎以下に制限します。制限食品は卵、バター、鶏のレバーや皮などです。卵1個のコレステロール含有量は250㎎程度ですから、2日に1個の摂取が適正です。

④植物性タンパク質と動物性タンパク質の摂取調整

タンパク質はエネルギー供給源であるとともに組織を構成するタンパク質材料のアミノ酸の供給源ですから一定量は摂取しなければなりません。日本人成人のタンパク質必要量は各年齢の体重×1・01で算出します。豆腐や納豆などの植物性タンパク質にはTC低下作用があります。本作用は大豆タンパク質のリジン／アルギニン比のアミノ酸構成によると考えられてきましたが、最近の知見で胆汁酸と結合してミセルを形成して胆汁酸再吸収を抑制するためと判明しました。しかし、植物性タンパク質単独ではリジンやスレオニンが不足するので動物性タンパク質を40〜50％摂取する必要があります。

⑤食物繊維摂取

食物繊維摂取はビタミン類の吸収関連因子として重視されますが、胆汁酸の腸肝循環の遮断による血中ＴＣ低下作用がより重要です。しかし、本作用はセルロースやヘミセルロースなどの不溶性繊維では認められずにコンニャク類やキノコ類に含有されるペクチンやマンナンなどの水溶性食物繊維に特異的です。後者は空腹感を満たし、エネルギー摂取量を抑制し、耐糖能の改善にも効能があります。一般的には食物繊維の摂取量は20〜25ｇ／日が適正ですが、冠リスク因子保持者は25ｇ／日以上必要です。

(2)高ＴＧ血症の食事療法

高ＴＧ血症は過食、肥満などが原因で肝臓のＶＬＤＬ合成が亢進した病況です。このため、ＶＬＤＬ合成抑制に対応したエネルギー摂取制限が必要です。また、高ＴＧ血症の多くはアルコール過飲が原因です。アルコールは肝臓のＶＬＤＬ合成を促進します。このため、高ＴＧ血症へのアルコール制限療法は高い効能があります。γ-ＧＴＰ値を参考にアルコール摂取量を把握しながらのアルコール制限指導でＴＧ値の50％以上を低下できます。このため、アルコール制限だけでＴＧ値は正常化します。

このほか、ｎ-3系脂肪酸のＥＰＡにはペルオキシゾーム増殖反応性受容体αを介したＶＬＤＬ合成抑制によるＴＧ低下作用があります。脂肪、食物繊維の摂取指導は高ＴＣ血症に準じます。

(3)　高ＣＭ血症に対する食事療法

高ＴＧ血症には食事由来の外因性脂質を運搬するＣＭが増加する高ＣＭ血症を含みます。ＣＭ合成は脂肪摂取量に相関し、通常は合成能力と処理能力がマッチングしているので高ＣＭ血症にはなりません。しかし、処理能力が低下すると高ＣＭ血症になります。この場合は脂肪摂取をエネルギー摂取の10％程度に制限します。また、脂肪を長鎖脂肪酸から牛乳やココナッツオイルが含有する中鎖脂肪酸に変更します。近年、調理用の中鎖脂肪酸（ヘルシーリセッタ™：日清オイリオ）が開発・発売されました。

(4) 酸化ＬＤＬに対する食事療法

近年、酸化ＬＤＬの動脈硬化作用が注目されています（Steinberg et al, 1989）[110]。このため、単にＬＤＬを低下させるだけでなく、抗酸化作用の食事でＬＤＬから酸化ＬＤＬへの変化を抑制する事が重視されるようになりました。抗酸化物はポリフェノールを含む赤ワイン、ココア、お茶などが有名ですが、ビタミンＥ，Ｃ、カロチノイドを含む食品も同じ効能があります。抗酸化作用食品は、ビタミンＥ（小麦胚芽、大豆油）、ビタミンＣ（野菜、果物）、カロチノイド（ニンジン、トマト、スイカ、鮭、鯛、海老、蟹、筋子）、ポリフェノール（玉葱、ブロッコリー、豆腐、納豆、味噌、醤油、お茶、紅茶、ウーロン茶、赤ワイン、ココア、チョコレート）などです。このほかにも虚血性心疾患との関連で十分な摂取が望ましいのがビタミン類の葉酸、B_6，B_{12}などで、これらの摂取不足で血中のホモシステインが増加すると動脈硬化が亢進します。

2　運動療法

身体活動の低下が動脈硬化性疾患のリスク因子であることは疫学調査で明らかです(Blair et al, 1989)[111]。また、余暇のオプションを拡げたための運動習慣不足は内臓脂肪型肥満、耐糖能異常、高血圧、低HDL血症、高TG血症の誘因になり動脈硬化性疾患リスクが高いメタボリック・シンドロームの主要な原因になります(Stentz et al, 2005)[112]。それ故、動脈硬化性疾患の予防に日常的な汗ばむ程度の運動習慣が必要です。

(1)　運動強度

運動の強度は持久的運動能力指標の最大酸素摂取量50％程度(50％強度)が効果と安全性から適正です。50％強度は脂肪の燃焼率が高く、運動中の血圧上昇も軽度で、血中乳酸は蓄積しません。50％強度超では血中乳酸濃度が上昇し、体感的にも〝きつ〟く、筋肉や関節の負担が増えます。50％強度に相当する脈拍数は138－年齢／2です。

(2)　運動種目

消費熱量を高くして脂肪を動員するには大腿筋などの大きな筋肉をダイナミックに動かす有酸素運動が効果的です。歩行、水泳、水中歩行、社交ダンス、体操、サイクリングなどです。肥満者は関節痛、筋肉痛、呼吸困難のため運動が制限されます。このため上下運動が加わるジョギングなどは不適当で、水中歩行や固定式自転車の軽い自転車こぎ、柔軟体操など関節や筋肉の負担が軽い運動がよいでしょう。長時間の連続歩行も膝関節や足首の負担が大きくなります。運動強度に注意すれば禁忌の運動はありませんが、ゴルフやテニスなどの競技性が高く、緊張や興奮を伴う運動は要注意です。バーベルやダンベルなどで筋肉に負担をかけて筋力を高める抵抗性運動は過度の血圧上昇や筋損傷の原因になるので強度を弱めます。短距離走などの瞬発力やスピードが要求される運動やバトミントンや登山など急な停止や方向転換が必要な運動も好ましくありません。

(3) 運動量と頻度

運動の効能は運動速度より運動量に相関します。運動時間はエネルギー源として脂肪酸の消費に意味があり、身体が有酸素運動と反応する時間を考慮すると20分以上継続する必要があります。1日の運動時間を30分以上とし、200kcalのエネルギーを消費し、1週180分以上を目標にします。しかし、数分の運動でも効能はあり、合計が30分以上になれば臨床的に意味があります。

運動は中止すると効能が速やかに消失するので、運動効果を持続するには毎日、最低でも週に3回以上実施します。

(4) メディカルチェック

運動療法は虚血性心疾患の悪化や突然死の原因になります。特に高齢者は無症状の虚血性心疾患保因者の可能性が高いので、運動療法の前にあらかじめ生活歴、既往歴、家族歴、身体チェックしたうえで負荷心電図を含めた循環器系中心の検査を行います。

（5）運動療法の注意点

①一般的注意

運動療法は徐々に運動強度と量を増やします。運動開始前に体調、血圧・脈拍数などをチェックして、発熱、不眠、下痢、二日酔い、風邪などの体調不調が認められる場合や収縮気圧180㎜Hg以上、拡張期圧110㎜Hg以上、脈拍数平常時＋20／分以上の場合は中止します。早朝空腹時は血中の遊離脂肪酸濃度が高いので、運動でさらに高くなると突然死の原因になるので、早朝は避けるか軽食を摂取してから始めます。低温の日は服装に配慮し、運動前後に準備運動やストレッチを欠かさないようにします。また、運動中に汗をかいた場合は水分補給を怠らないようにします。

②糖尿病

運動はインスリン感受性を改善しますが、血糖コントロール不良例は糖代謝の悪化、ケトン体陽性、眼底出血を誘発するので禁忌です。経口糖尿病薬やインスリン使用例は運動で低血糖になるので、食後に運動するか抗糖尿病薬を調整します。また、腎不全、冠動脈疾患、高度の自律神経障害併発例は注意が必要です。脱水で血糖値が上昇するので水分補給に十分留意します。

③高血圧

拡張期圧105mmHg未満の軽度高血圧症は運動療法のよい適応です。一方で、収縮期圧180mmHg以上の中等度症例は血圧をモニタリングしながら行います。拡張期圧110mmHg以上の重症例は合併症併発リスクが高いので禁忌です。β遮断薬服用中は運動強度の指標として脈拍数は不適切でボルグ指数（自覚的運動強度）で判定します。

④冠動脈疾患

当然、急性期の運動療法は禁忌ですが、急性期を経過した症例は必ずしも禁忌ではなく、かえって症状や予後を改善します。しかし、循環器専門医や運動指導士の指導の下で行います。過度の運動は不整脈や冠動脈疾患再発の原因になります。

⑤高齢者

高齢者は転倒で骨折する可能性が高いので路面が不整な場所や滑りやすい場所は回避します。ウォーミングアップ、クールダウンの励行、膝や腰に負担がかかる階段や坂道は避けます。ストレッチは高齢になるほど重要で毎日行います。

3　薬物療法

（1）HMG-CoA還元酵素阻害薬

［概略と歴史］

前述したように高脂血症は食事療法、運動療法が第一選択治療ですが、それらが効無く薬物療法の適応になる症例が少なくありません。各種高脂血症治療薬の中でコレステロール生合成の律速酵素（一連の反応の中で最も酵素活性量が低く、そこでの反応が全体の速度を規定する担当酵素）の 3-hydroxy-3methylglutaryl-CoA（ＨＭＧ－CoA）還元酵素の阻害薬はスタチンと総称され第一選択薬になっています。スタチンによる血清ＴＣ値低下作用と虚血性心疾患の発症予防効果は今や確定しています。

生体内でアセチルCoAから始まるコレステロール生合成系の律速段階はＨＭＧ－CoAからメバロン酸へのＨＭＧ－CoA還元酵素による還元反応です。この酵素を阻害する高脂血症治療薬が三共株式会社の遠藤グループによって１９７３年に世界初のスタチンのメバスタチンとして開発されました（Endo et al, 1976）[113]。メバスタチンは初めてＦＨ症例に投与されて血清ＴＣ値の低下が確認されたスタチンです（Yamamoto et al, 1980）[114]。その後、メバスタチンを投与したイヌの尿中からプラバスタチンが発見されました（Endo et al, 1992）[137]。プラバスタチンが１９８６年に我が国で最初に薬価収載されたスタチン（メバロチン™：第一三共）です。イヌの尿中から発見された事で分かるように水溶性ですからコレステロール生合成の主要臓器の肝臓へは輸送担体を介して細胞内に取り込まれますが、輸送担体がない細胞には取り込まれないので肝選択性が高い製剤です。開発者の遠藤は例年ノーベル医学・生理学賞にノミネートされています。

［作用機序］

全ての動物はコレステロールは細胞膜の構成成分として必須物質ですから細胞にはコレステロールの恒常性維持機構が存在します。細胞内コレステロールプールです。その生合成の律速酵素のＨＭＧ－CoA還元酵素と細胞外からの取り込み経路のＬＤＬ受容体はネガティブ・フィードバックで調節されています。

スタチンはＨＭＧ－CoA還元酵素の基質のＨＭＧ－CoAと構造的に似ているのでＨＭＧ－CoA還元酵素を拮抗的に阻害します。コレステロール生合成の抑制で肝細胞内コレステロールプールが減少するとＬＤＬ受容体とＨＭＧ－CoA還元酵素合成が亢進します。スタチンによるＬＤＬ受容体の増加はＨＭＧ－CoA還元酵素活性亢進より多いので肝細胞内への血中ＬＤＬの取り込み・分解が亢進して血中ＴＣ値は低下します。

以上のようにスタチンのコレステロール低下作用は肝臓でのコレステロール生合成抑制作用が原因のＬＤＬ受容体発現亢進によるので、ＬＤＬ選択的で副作用が少ないのが特徴です。

〝従来スタチン〟のプラバスタチン、シンバスタチン（リポバス™：ＭＳＤ）、フルバスタチン（ローコール™：ノバルティス）は常用量で血清ＴＣ値が15～25％低下しＬＤＬ低下率は20～30％です。一方でＨＤＬは5～15％上昇します。新しいスタチンのアトルバスタチン（リピトール™：アステラス）はさらに強力でＬＤＬを40％低下させ、血清ＴＧ値の低下は有意です。この低下機序はコレステロールの生合成の抑制で肝臓からのＶＬＤＬや小腸からのＣＭ分泌を抑制するためです（Ishigami et al, 2003）[115]。その後薬価収載されたピタバスタチン（リバロ™：興和）やロスバスタチン（クレストール™：アストラゼネカ）も同様に強力なLDL低下作用があります。アトルバスタチン以降のスタチンは〝スーパースタチン〟と称され、従来のスタチンと比較して血中半減期が10時間以上長くなっています。

［適応］

スタチンのLDL低下作用は強力です。HDLは軽度上昇します。したがって、スタチンが適応の高脂血症は高LDL血症です。血清TG値（VLDL）低下作用は軽度ですが、アトルバスタチン以降のスタチンには有意な低下作用があります。このため、CMレムナントを含めてⅢ型高脂血症にも有効です（Ishigami et al, 2003）[115]。しかし、高TG血症のⅡb型やⅤ型高脂血症はスタチン単独での治療は困難です。

コレステロール低下作用は強力でFHヘテロ接合体にも有効です。FHをはじめとする高LDL血症は強力スタチン製剤の適応で、常用量で効能がない症例には高用量療法や他剤併用療法を行います。しかし、LDL受容体欠損症のFHホモ接合体には本製剤の効能は期待できません。

［副作用］

副作用は発疹、消化器症状、肝機能障害などが報告されていますが、一般的には安全性が高い製剤です。特にプラバスタチンは発売後20年近く経過して、世界中で多くの症例に処方されて副作用が少ないことが実証されています。副作用が軽度な最大の理由は水溶性製剤のため、代謝がシトクロムP450（CYP）を介さないからです。このためCYPで代謝される脂溶性のシンバスタチンやフルバスタチンは分子種を共通する他の薬物の相互作用に注意が必要です。

稀な副作用に横紋筋融解症があります。特にスタチンと次のフィブラート製剤の併用で横紋筋融解症の発現率が高くなります。また、一部のスタチンには劇症肝炎が報告されています。腎機能障害の疑い症例はスタチンとフィブラート製剤の併用は禁忌です。横紋筋融解症はクレアチニンキナーゼ（CK）値が正常上限の10倍以上に達することもありますが、多くはCK値軽度上昇と筋痛、脱力程度です。ただし、スタチンの副作用は用量依存性です(Mukhtar et al, 2005)[116]。スーパースタチンは従来スタチンより半減期が長い製剤を高用量投与する認識が必要です。

妊婦や妊娠している可能性の婦人は禁忌です。授乳婦人も禁忌です。乳幼児・小児の安全性は確立していません。

［製剤］

紙面の都合でプラバスタチン（メバロチンTM：第一三共）とアトルバスタチン（リピトールTM：アステラス）を解説します。

◆メバロチン細粒0.5％、1％、錠5、10TM

〈適応〉高脂血症、家族性高コレステロール血症[32]

〈副作用〉◇軽症：悪心・嘔吐、肝機能障害、◇重症：横紋筋融解症、ミオパチー、重症肝機能障害、重症過敏症、血小板減少症、間質性肺炎

〈禁忌〉①本剤に過敏症の既往歴、②妊婦・妊娠している可能性が高い婦人・授乳婦㉜
〈後発製剤〉●メバトルテ（テバ）、●プラバメイト（大原）、●プラバスタチン（共和、小林化工、陽進堂、沢井、日医工）、●タツミプラン錠（辰巳）、●マイバスタン（東和）、●メバリッチ（日新）、●コレリット（扶桑）、他

◆リピトール錠5，10mg TM
〈適応〉高コレステロール血症、家族性高コレステロール血症㉜
〈副作用〉◇軽症：悪心・嘔吐、肝機能障害、◇重症：横紋筋融解症、ミオパチー、重症肝機能障害、重症過敏症、血小板減少症、重症皮膚障害、間質性肺炎
〈禁忌〉①本剤に過敏症の既往歴、②肝代謝能が低下していると考えられているもの：急性肝炎、慢性肝炎の急性憎悪、肝硬変、肝癌、黄疸、③妊婦・妊娠している可能性が高い婦人・授乳婦㉜
〈後発製剤〉●アトルバスタチン（エルメッド、小林化工、沢井、三度、東和、第一三共、ニプロ、全星、共和、日医工、日本ジェネリック、鶴原、陽進堂、杏林、明治、大正、ケミファ、日新）

（2）フィブラート系製剤

［概略と歴史］
フィブラートは高脂血症治療薬として40年以上の歴史がある最も息が長い製剤です。動脈

硬化性疾患は動脈壁内膜にコレステロールが蓄積して発症します。通常、コレステロールはLDL，IDL、小粒子高密度LDLなどのリポタンパクによって動脈内皮に運び込まれ、HDLによって動脈壁細胞から肝臓に戻されます。血清TG値も動脈硬化病変の進展に関係します。しかし、以上のような代謝系からLDLの低下が冠動脈疾患発症の低減に一義的に重要と考えられHMG－CoA還元酵素阻害薬のスタチンの臨床的効能が確認されました。しかし、HDL増加作用は未だ評価は定まっていません（多田，2002）[117]。またスタチンの血清TG、小粒子高密度LDL低下作用も満足すべきレベルではありません。これに対してフィブラート系製剤は強力な血清TG低下作用とHDL増加作用があり、小型高比重LDL血症、高IDL血症、食後高脂血症にも有効です。このため、フィブラート系製剤はメタボリック・シンドロームや2型糖尿病に併発する脂質異常症が適応です（Tenenbaum et al, 2006）[118]。

［作用機序］

現在、薬価収載されているフィブラート製剤はクロフィブラート（クロフィブラート™：東和、鶴原）、クリノフィブラート（リポクリン™：大日本住友）と第2世代フィブラートのベザフィブラート（ベザトールSR™：キッセイ）、フェノフィブラート（リピディル™：あすか、トライコア™：アボット）です（多田，2006）[119]。フィブラートはペルオキシソーム増殖剤応答性受容体（PPAR）αのリガンドです（Kersten et al, 2008）[120]。PPARαは骨格筋、心臓、肝臓、腎臓などに発現する核内受容体スーパーファミリーの一受容体で、レチノイド受容体（RXR）とともにヘテロ2量体（PPAR／RXR）を形成し、リガンド依存性に標的遺伝子の転写を調節します。

ＰＰＡＲαの活性化で脂肪酸はアセチルCoAを産生するβ酸化経路に迂回して消費されるので肝臓のＴＧ生成は減少してＶＬＤＬ分泌が低減します。またリポタンパクリパーゼ（ＬＰＬ）生成を増加し、ＬＰＬ活性増強作用があるApoAⅤ生成の促進（Kluger et al, 2008）[121]とＬＰＬ活性抑制作用があるApoCⅢの生成を抑制してＣＭやＶＬＤＬの異化を亢進します。この結果、血清ＴＧ、レムナント、小粒子高密度ＬＤＬは減少して、ＨＤＬが増加します。さらにＰＰＡＲαの活性化でＨＤＬの主要タンパクApoAⅠ、Ⅱの生成が増加するのでここでもＨＤＬは増加します。

その他にもフィブラートは肝臓のコレステロール合成抑制作用、ＰＰＡＲγを介するインスリン感受性亢進作用、胆汁へのコレステロール排泄促進作用があります。また、血清フィブリノーゲンやプラスミノーゲン・アクティベーター・インヒビター（ＰＡＩ）－１を減少させる抗血栓作用で抗動脈硬化作用を果たします。

一方で好ましくない作用に血清ホモシステイン増加作用、ＰＰＡＲα活性化を介した血清Angptl4増加作用があります（Mandard et al, 2004）[122]。Angptl4はマクロファージ、脂肪組織、心筋細胞でＬＰＬ作用を抑制します（Kersten et al, 2008）[121]。フィブラートの中でもフェノフィブラートは特異的にＰＰＡＲαを活性化しますが、ベザフィブラートはＰＰＡＲγも活性化します。

［適応］

肥満傾向が著明でインスリン抵抗性のメタボリック・シンドロームや2型糖尿病に合併する脂質異常症が適応です。また、フィブラートの抗炎症作用と脂肪酸のβ酸化促進作用から原発性胆汁性肝硬変や非アルコール性脂肪肝にも有効です。

［副作用］

フィブラートの副作用は横紋筋融解症を含むミオパチー、肝機能障害、胆石、黄疸、胃腸障害、脱毛、性欲低下などです。加えて、近年、血清ホモシステイン、クレアチニンの増加が問題になっています。以上の副作用の中で最も重篤なのは横紋筋融解症で、腎不全から死に至る事があります。このため、高齢者や腎機能低下例は要注意です。また、脱力感、筋痛などの自覚症状や血清CK値のチェックは重要です。腎機能の臨床検査に少しでも異常があればスタチンとの併用は禁忌です。

［製剤］

◆リピディル、トライコア錠53・3、80mg TM

〈適応〉高脂血症（家族性を含む）、注）総コレステロールのみが高い高脂血症（Ⅱa型）では第一選択薬にはしない[32]

〈副作用〉◇軽症：悪心・嘔吐、胃腸症状、肝機能障害、胆石、◇重症：横紋筋融解症、重症肝機能障害、膵炎

〈禁忌〉①本剤に過敏症の既往歴、②肝障害、③中等度以上の腎機能障害（目安として血清クレアチニン値が2.5mg／dl以上）、④胆嚢疾患、⑤妊婦・妊娠している可能性の婦人・授

乳婦[32]

〈後発製剤〉●フェノフィブラートカプセル（寿）

（3）プロブコール

［概説と歴史］

プロブコールは食品の酸化防止薬ブチル化ヒドロキシトルエン（BHT）が－S－C－S－で2基結合した構造をしています。もともとゴムの酸化防止薬として開発されましたが、1970年にコレステロール低下作用が明らかになったために（Bahnhart et al, 1970)[123]、高脂血症治療薬として再開発されて1984年に薬価収載されました。

［作用機序］

LDL低下が主作用ですが、その機序はLDLの排泄異化促進作用で、LDL受容体を介さない胆汁酸排泄促進作用と推測されていますが、詳細は未だ定かではありません。HDLが低下するので欧米での評価が低いですが、低下はCETP発現の亢進作用によるHDL、特に大粒子HDL中のコレステロールエステルのLDL，VLDLへの転送亢進のためです。したがって、コレステロール逆転送系の亢進に関与するので、インスリン抵抗性の低HDL血症とは違います。一方で、抗酸化作用は強力で、プロブコール服用者の血清リポタンパクは酸化変性しにくいことが分かっています。

［適応症］

適応はＦＨ、黄色腫などの高脂血症です。通常１回２５０㎎を１日２回投与します。ＦＨには１日１０００㎎まで増量可能です。血清ＴＣ，ＬＤＬは約20～30％、ＨＤＬは30％程度低下します。投与開始後４週間程度で効果が発現し、中止から効果消失まで約４週間と比較的長期です。

［副作用］

本製剤に過敏症の患者や妊婦は禁忌です。稀ですが、ＱＴ延長症候群、トルサ・ド・ポアンが発現します。トルサ・ド・ポアンは低Ｋ血症を伴う心室性不整脈で、心拍数は２００～２５０／分に達し、心電図のＱＲＳ群に上下の揺れが生じてＱＲＳ軸が捻じれ、ＱＴが延長します。したがって、多源性の心室性期外収縮多発などの重篤な心室性期外収縮は禁忌です。

［製剤］

先発製剤にシンレスタール™（第一三共）とロレルコ™（大塚）があります。

◆シンレスタール、ロレルコ細粒50％，２５０㎎™

〈適応〉高脂血症（家族性高コレステロール血症、黄色腫を含む）(32)

〈副作用〉◇軽症：軟便、悪心、◇重症：重症不整脈（トルサ・ド・ポアン）、横紋筋融解症、

〈禁忌〉①本剤に過敏症の既往歴、②重篤な不整脈（多源性心室性期外収縮の多発）、③妊婦・妊娠している可能性の婦人(32)

〈後発製剤〉●サクベルコート（日医工）、●プロエスコード（沢井）、●プロブコール

（東和、日医工、陽進堂）、●クラフェデン（イセイ）

（4）陰イオン交換樹脂

［概説・歴史］

陰イオン交換樹脂は高コレステロール血症治療薬として広く処方されてきました。初期製剤のコレスチラミン（クエストラン™：サノフィ）は服薬量が多いため服薬コンプライアンスが不良でしたが、我が国で開発されたコレスチミド（コレバイン™：田辺三菱）は服薬量を減じたためにコンプライアンスが上がりました。陰イオン交換樹脂は腸管内作用薬ですから副作用は便秘、腹部膨満感などの消化器症状に限定され安全性が高い製剤です。

［作用機序］

陰イオン交換樹脂は構造内にCl^-イオンを含みます。腸管内でCl^-イオンが胆汁酸と置換して胆汁酸を吸着します。吸着後は再吸収されずに糞便中に排泄されます。胆汁酸の主成分はコレステロールで、生理的条件下では分泌された胆汁酸のほとんどが小腸で再吸収されて肝臓に戻ります（腸肝循環）。このため本製剤で胆汁酸の腸肝循環が阻止されると肝臓内のcholesterol-7 α-hydroxylase活性が亢進してコレステロールから胆汁酸への異化を促進します。これで肝臓内のコレステロールプールが減少してLDL受容体を介したコレステロールの異化が増加して血清中のLDLが減少します。

その一方で代償的に肝臓内のHMG－CoA還元酵素活性が亢進してコレステロール合成が亢

進しコレステロール低下作用は抑制されます。また、本製剤は胆汁酸の作用を低減して腸管のコレステロール、脂肪吸収を抑制します。以上の作用機序から考えると本製剤とスタチンの併用でより強力なコレステロール低下作用が期待できます。さらに、本製剤は脂質改善作用に加えて基礎代謝亢進作用による血糖降下作用や体重減少作用があります。本製剤の投与で血液中の胆汁酸の組成が変化しコール酸が相対的に増加します。これによって、細胞内での甲状腺ホルモンT_4の活性型T_3への転換酵素の発現が亢進するのでエネルギー代謝が亢進します（Baxter et al, 2006）[124]。米国食品医薬品局（ＦＤＡ）は本製剤のコレセベラム（ウェルコル™：米第一三共、薬価未収載）の2型糖尿病への有用性の効能を追加しました。

［適応］

本製剤の適応は高コレステロール血症で、常用量はコレスチミドにして3ｇ／日です。一日2回食前投与します。本製剤はスタチンとともに高コレステロール血症の第一選択薬ですが、とりわけ小児・若年性・妊婦、副作用を理由にスタチン療法ができない症例、腎機能障害例の単独第一選択薬です。また、以下のように他の高脂血症治療薬との併用も有用です。

①スタチン

ＦＨに代表される難治性高コレステロール血症でのスタチンの併用は効果的です。併用で代償的なＨＭＧ－CoA亢進を抑制してＬＤＬ受容体活性を亢進します。注意点は両者を同時投与するとイオン交換樹脂がスタチンを吸着するので投与時間をずらす事です。

②フィブラート系薬物とニコチン酸製剤

高TG血症のフィブラート療法はTC値が上昇してそのまま持続する事があります。このような場合はスタチンや陰イオン交換樹脂製剤を併用します。腎機能障害者のスタチンとフィブラート製剤併用は横紋筋融解症リスクが高くなります。したがって、以上のような症例には本製剤とフィブラート製剤の併用が適切です。ニコチン酸製剤も同様な効能が期待できます。

［製剤］

◆コレバインミニ83％、錠500mg TM

〈適応〉高レステロール血症、家族性高コレステロール血症㉜

〈副作用〉◇軽症：便秘、腹部膨満感、悪心、◇重症：腸管穿孔、横紋筋融解症

〈禁忌〉①胆道の完全閉鎖、②本剤に過敏症の既往歴、③腸閉塞㉜

〈後発製剤〉なし（2013年3月現在）

（5）小腸コレステロールトランスポーター阻害剤

［概説・歴史］

従来からコレステロールが小腸で吸収される事は分かっていましたが、その機構の詳細は不明でした。米国シエリング・プラウ社が開発したエゼチミブは小腸でのコレステロール吸収阻害剤で、2002年に欧米で発売されましたが、認可時点で作用機序は不明でした。しかし、その後の研究で小腸壁のコレステロール吸収過程にニーマンピック C1Like1（NPC

1L1）が関与し、エゼミチブはNPC1L1に結合してコレステロール吸収を阻害する事が分かりました。エゼミチブは食事由来と胆汁由来双方のコレステロールの吸収を阻害して血中TC値を低下させます。

［薬理作用］

血中コレステロールはLDLなどのリポタンパクに組み込まれて運搬されますが、その由来は概ね小腸から吸収される食事由来が400～500mg／日、胆汁由来が800～2000mg／日、肝臓での合成が400mg／日です。NPC1L1は主に小腸刷子縁膜に存在しています。食事由来と胆汁由来のコレステロールは界面活性剤の胆汁酸でミセル化されて、その50％がNPC1L1によって小腸上皮で吸収されます。ミセル化されないコレステロールは吸収されません。吸収されたコレステロールはアシルCoA－コレステロールアシルトランスフェラーゼ2（$ACAT_2$）で脂肪酸が結合してコレステロールエステルになりTGとともにミクロソームトリグリセライド転送タンパク（MTP）でCMにアセンブリーされてリンパ側に分泌されます。エゼチミブのLDL，TG低下作用は以下の通りです。

①LDL低下作用

軽度～中等度の高コレステロール血症を対象にエゼチミブ10mg／日を2週間投与するとプラセボコントロールより分画コレステロールの吸収率が54％低下しました。また血清中のコレステロールはLDL20・4％、TC15・1％、植物性ステロールのカンペスロール48・0％、シストロール41・0％低下しました。以上の結果からエゼチミブのヒトコレステロールと植物シトステロールの低下作用は明白です（Sudhop et al, 2002）[125]。エゼチミブは小腸と肝臓でグルクロンサン抱合を受けて腸肝循環するので半減期が22時間と長いのが特徴です。エゼチミブのターゲットは食餌中のコレステロールと胆汁中に排泄されるコレステロールの両者ですから胆汁酸だけを吸着する陰イオン交換樹脂製剤より強力です。

ＮＰＣ１Ｎ１の阻害で小腸のコレステロール吸収が抑制されるとＣＭに組み込むコレステロール量が減少します。このため、ＣＭはＬＰＬでＣＭレムナントになりますが、コレステロール含量が少ないＣＭレムナントが肝臓に取り込まれるとコレステロールプールが減少するので肝臓のＬＤＬ受容体発現が誘導されＬＤＬの異化が促進してＬＤＬは低下します。さらにコレステロールプールの減少で肝臓のＶＬＤＬ合成・分泌が減少するので代謝産物のＩＤＬ，ＬＤＬも減少します。当然、ＴＧ値も低下します。

②ＴＧ低下作用とＨＤＬ増加作用

エゼチミブはＴＧ正常例ではＴＧ値は変化しませんが、１５０㎎／dl以上の症例は17％程度低下させます。さらにスタチンの併用でスタチン単独療法より低下率が高くなります。一方でエゼチミブはＨＤＬ値40㎎／dl未満の症例は17％程度増加させます。スタチン併用療法で単独療法より増加が高率です。

［適応］

高ＴＣ血症、ＦＨ、シトステロール血症が適応です。

［副作用］

スタチン系製剤やフィブラート系製剤と共通ですが、本剤は軽度です。

［製剤］

先発製剤はゼチーア™（ＭＳＤ）で、現在のところ後発製剤はありません。

◆ゼチーア錠10㎎™

〈適応〉高コレステロール血症、家族性高コレステロール血症、ホモ接合体性シトステロール血症(32)

〈副作用〉◇軽症：便秘・下痢、腹痛、悪心、◇重症：横紋筋融解症、重症肝機能障害

〈禁忌〉①本剤に過敏症の既往歴、②本剤とＨＭＧ－CoA還元酵素阻害薬を併用する場合、重篤な肝機能障害があるもの(32)

〈後発製剤〉なし（２０１３年3月現在）。

(6) ニコチン酸製剤

［概説・歴史］

ニコチン酸はピリジンカルボン酸に属する有機化合物で、ニコチン酸アミドとともにナイアシンと呼称します。ナイアシンはビタミンの発見者で命名者でもあるポーランドのフンクが発見しました。また、１９３７年にノルウェー系米国人のエビエムがビタミンであることが明らかにしたビタミンB_3です。ニコチン酸は古くからペラグラなどの各種疾患に処方さ

れて安全性は確立していました。高脂血症には疫学研究でエビデンスが存在しますが、脂質低下作用が弱いのと皮膚紅潮の副作用が嫌われて高脂血症の治療薬としては第一選択薬にはなっていません。

しかし、最近、ニコチン酸の受容体が明らかになってＨＤＬ上昇作用が認められたことで再評価されました。現在、わが国で薬価収載されている製剤はニセリトール（ペリシット™：三和）、ニコモール（コレキサミン™：杏林）、ニコチン酸トコフェロール（ユベラニコチネート™：エーザイ）です。

［薬理作用］

ニコチン酸の作用機序はホルモン感受性リパーゼの活性化を抑制して末梢の脂肪細胞の脂肪分解を抑制して遊離脂肪酸の肝臓への動員を減少させて肝臓のＴＧ合成、リポタンパク合成を抑制し、さらにＬＰＬ活性を亢進させてＴＧ分解を促進してＨＤＬレベルを上昇させる事です。ＨＤＬはコレステロール逆転送に関与して抗動脈硬化作用を果たすので、各種ＨＤＬ増加治療が検討されました。その代表的製剤がＣＥＴＰ阻害薬です。しかし、原因は不明ですが、ＣＥＴＰによるＨＤＬ増加は有害でした。心血管疾患の発症率と全死因死亡率が高かったため研究は中止になりました（Barter et al, 2007）[126]。ＨＤＬはコレステロール引き抜きに直接関与しますが、ATP-binding cassette Al transporter（ＡＢＣＡ１：ＨＤＬ合成の律速酵素）はより強力です（図2）。ＡＢＣＡ１の遺伝子変異はＨＤＬが減少するタンジール病の原因です。ナイアシンはＬＤＬ受容体に作用しませんが、ＣＤ36及びＡＢＣＡ１の転写を刺激して末梢細胞からのＨＤＬを介するコレステロール転送を高めます（Rubic et al, 2004）[127]。以上の事実からニコチン酸はＡＢＣＡ１レベルの上昇作用でコレステロール逆転送を増加させて抗動脈硬化作用を果たしています。ＣＥＴＰ阻害薬の臨床研究が中止になった現況では、すでに動脈硬化抑制作用の有効性が明らかなスタチンとナイアシンの併用が期待されています。

ニコチン酸の作用は脂肪組織の遊離脂肪酸の分泌を減少させて肝臓のＴＧ合成を低下させるＶＬＤＬ合成の抑制ですが、この過程でＧタンパク結合受容体の関与が考えられます。２００３年にワイズ（Wise et al, 2003）[128]はＧタンパク結合受容体のオーファン受容体のＨＭ74がニコチン酸受容体であることを明らかにしました。ニコチン酸がＨＭ７４Ａ（ＧＰＲ１０９Ａ）受容体に結合すると脂肪細胞のアデニールサイクラーゼが抑制されてｃＡＭＰの蓄積抑制を介して脂肪分解を抑制し遊離脂肪酸が減少するのでＴＧが減少すると考えられています。

［適応］

高ＴＧ血症が適応です。

［副作用］

我が国でニコチン酸製剤が欧米ほど普及していない最大の理由は本製剤の副作用の更年期自律神経失調症[129]と似た顔面と上肢の紅潮です。この副作用対策にプロスタグランジン（ＰＧ）合成酵素阻害薬のインドメタシン前処置が有効です（Nozaki et al, 1987）[130]。顔面・上肢紅潮はニコチン酸受容体と関係があります。表皮に存在する樹状細胞のランゲルハンス細胞は皮膚の重要なPGの供給源でニコチン酸が受容体に結合してPLA$_2$が活性化されるとPGD$_2$とPGE$_2$を合成します（Benyo et al, 2006）[131]。

他剤との併用は横紋筋融解症に留意します。ニコチン酸とスタチンの併用はスタチンとフィブラートの併用より低リスクです。その他の副作用に耐糖能低下、肝機能障害、高尿酸血症、胃腸障害が報告されています。

［製剤］

◆ユベラN細粒40％、カプセル100mg、ソフトカプセル200mg TM

〈適応〉高脂血症、高血圧症に伴う随伴症状、閉塞性動脈硬化に伴う末梢循環障害[32]

〈副作用〉◇軽症：顔面・上肢紅潮、皮膚掻痒感、食欲不振、悪心、◇重症：なし

〈禁忌〉なし[32]

〈後発製剤〉●バナール（東和）、●VEニコチネートカプセル（ニプロ）、●ケントンカプセル（沢井）、●NEソフトカプセル（東洋カプセル）、●トコニジャストカプセル（陽進堂）

（7）エイコサペンタエン酸エチル（EPA）

［概説・歴史］

EPAは肝油、ニシン、サバ、鮭、イワシ、ナンキョクオキアミに多く含有されています。

日本は世界有数の長寿国です。長寿の要因として以上の海産物が多い和食が注目されています。魚の油成分はn－3不飽和脂肪酸の含有が多く、その代表がエイコサペンタエン酸エチル（EPA）とドコサヘキサエン酸（DHA）です。魚が主食のイヌイットに動脈硬化性疾患が少ない事実が注目されてEPAの研究が始まりました。その後、EPAは純度が高いEPAのエチルエステル製剤が開発されて1990年に閉塞性動脈硬化症に伴う自覚症状の改善、1994年に高脂血症を適応として薬価収載されました。近年、我が国で高純度EPAのスタチン併用の心血管抑制効果の大規模臨床試験が行われました（Yokoyama et al, 2007）[132]このEPAとしてエパデールカプセル™（持田）1800mg／日投与を5年間追跡調査をしたところ、主要心血管疾患の発症率はEPA群で2.8%、スタチン単独群3.5%で、EPA群の相対リスクが19・0%低下しました。なかでも、不安定狭心症の抑制率は有意でした。両群のLDL，HDL値に有意差はありませんでしたが、TG低下率は10%とスタチン単独群の倍でした。

［薬理作用］

①抗血栓作用

EPAは当初、閉塞性動脈硬化症を適応に薬価収載されました。抗血栓作用による末梢循環改善作用のためです。血小板表面には各種脂肪酸が存在しますが、代表的なのがアラキドン酸（AA）とEPAです。AAはホスホリパーゼA_2（PLA_2）の作用でリン脂質から遊離するとシクロオキシゲナーゼ（COX）によって血小板でトロンボキサン

A$_2$に、血管内皮細胞でプロスタグランジンI$_2$（PGI$_2$）になります。TXA$_2$は血小板凝集促進作用と血管収縮促進作用が、PGI$_2$は対照的に血小板凝集抑制作用と血管拡張作用があり、両者はバランスをとって血小板や血管機能を調節していますs(Needleman et al, 1979)(133)。

一方でEPAの摂取や服用でリン脂質中のEPAが増加して相対的にAAが減少すると、EPAはCOXによって血小板凝集作用がないTXA$_3$を、血管内皮細胞ではPGI$_2$と同程度作用のPGI$_3$になります。この結果、相対的に血小板凝集阻止作用が増強されます。以上の効能は血小板上のAAがEPAに置換されて発現するので血小板機能抑制はEPA内服中止後1週間程度持続します。このため、術前10日前には術中出血予防のためEPAの服用を中止します。しかし、先の大規模臨床試験ではEPA群の脳出血発症率は高率ではありませんでした（Yokoyama et al, 2007）(132)。

②抗炎症作用

EPAはロイコトリエン（LT）代謝に関連する5－リポキシゲナーゼ（LOC）のAA代謝競合阻害作用も有します。この結果、AA由来のLTB$_4$の産生を抑制してEPAからLTB$_5$を産生します。LTB$_4$は好中球と単球への強力な遊走作用で動脈硬化促進因子の単球走化活性因子（MCP－1）発現を誘導しますが、LTB$_5$の生理活性はLTB$_4$の1／10～1／100です。さらにEPA内服後は単球サイトカインのインターロイキン（IL）や腫瘍壊死因子（TNF）などの動脈硬化惹起性サイトカイン分泌が減少します（Trebble et al, 2003）[134]。酸化ストレスも低下します。以上の抗炎症作用で心血管疾患発症が抑制されます。また、ＥＰＡのＬＴB_4減少による抗炎症作用は喘息、尋常性乾癬や炎症性腸疾患にも効能があります。

③脂質低下作用

ＥＰＡでＴＧが15〜20％低下します。ＴＣも７％程度低下します。また、ＥＰＡ摂取・服用量とＨＤＬ値は正に相関します（Okuda et al, 2005）[135]。ＴＧ低下機序はラット研究で肝臓のＴＧ合成の低下、ＶＬＤＬ代謝促進、ＴＧ分解酵素のリポタンパクリパーゼの活性亢進作用によります（Mizuguchi et al, 1993）[136]。また、ＥＰＡはＬＤＬ全体量への影響は軽度ですが動脈硬化惹起作用が高い小粒子高密度ＬＤＬを低下させます（Satoh et al, 2007）[137]。

④膜安定化作用

ＥＰＡは脂肪酸の中で粘調度が最も低く、流動性はＡＡの1.2倍です。また、細胞膜の外的ストレスに対する強靭化作用があります（小林，１９９１）[138]。このために血液粘度が改善します。閉塞性動脈硬化症にＥＰＡを3カ月間投与すると赤血球変形能が亢進します。赤血球細胞膜中のＥＰＡ含有量が増加して膜流動性が変化するためです。

⑤プラーク安定化作用

家兎にＥＰＡを経口投与して動脈硬化層の組織変化を調べるとマクロファージが減少して繊維成分が増加します（Kawano et al, 2002）[139]。この結果はＥＰＡの不安定化プラークの安定化作用を意味します。ヒト頸動脈内膜剥離組織標本のプラーク形態評価でEPA，DHA投与例はプラーク中のEPA，DHAが増加してマクロファージの減少、繊維性被膜の肥厚などのプラーク安定化が認められます（Thies et al, 2003）[140]。

従来より、プラーク安定因子として一酸化窒素（NO）が知られていていましたが、EPAは血管内皮細胞でNOの誘導作用があります（Okuda et al, 1997）[141]。前述の大規模臨床試験でEPA＋スタチン併用群ではスタチン単独群よりプラーク破綻が原因の不安定狭心症の発症が低率になるため、EPAの安定化機構はスタチンと異なります（Yokoyama et al, 2007）[132]。

［製剤］

先発製剤としてエパデール™（持田）があります。

◆エパデールカプセル300，S300，S600，S900™

〈適応〉閉塞性動脈硬化症に伴う潰瘍、疼痛および冷感の改善。高脂血症[32]

〈副作用〉◇軽症：歯茎の出血・鼻血・皮下出血、悪心・嘔吐、肝機能障害、◇重症：なし

〈禁忌〉出血（血友病、毛細血管脆弱症、消化管潰瘍、尿路出血、喀血、硝子体出血等）[32]

〈後発製剤〉●アテロパンカプセル（あすか）、●アンサチュールカプセル（日医工）、●イコサペント酸エチルカプセル（ニプロ、沢井、日医工、辰巳）他

表12　高脂血症治療製剤

製剤名	先発製剤	薬理作用	適応	副作用
◆HMG-Coa還元酵素阻害薬 プラバスタチン	メバロチン	HMG-CoA還元酵素阻害作用 LDL受容体発現亢進作用	FH 高LDL血症	横紋筋融解症 肝機能障害
◆フィブラート系 クロフィブラート ベザフィブラート	 クロフィブラート ベザトール	PPRAα活性化作用 LPL活性増強作用 インスリン感受性亢進作用 LDL-C排泄異化促進作用	高TG血症 メタボリックシンドローム・2型糖尿病 高TG, TC血症	横紋筋融解症 肝機能障害 腎機能障害
◆プロブコール	シンレスタール	CETP発現促進作用 抗酸化作用	高TC血症 高LDL血症	トルサ・ド・ポアン 横紋筋融解症
◆陰イオン交換樹脂 コレスチミド	コレバイン	CL⁻イオンと胆汁酸の置換作用	高LDL血症 高シトステロール血症	便秘、腹部膨満感
◆小腸コレステロールトランスポーター阻害薬 エゼチミブ	ゼチーア	NPC1L1結合によるコレステロール吸収阻害	高LDL血症 高TG血症 低HDL-血症	消化器症状 横紋筋融解症 肝機能障害
◆ニコチン酸誘導体	ユベラニコチネート	ホルモン感受性リパーゼ活化抑制制	高TG血症	顔面・上肢紅潮
◆エイコサペンタエン酸製剤	エパデール	LPL活性亢進		易出血性

高脂血症治療製剤の要約を表12にまとめました（表12）。

（8）漢方薬

漢方医学は疾病が個体全身に及ぼす状況の総合を意味する「証」を根拠に方剤を決定します。これに対して西洋医学は局所所見を根拠にした病名で製剤を決定します。西洋医学の病名は概ね病理学的ですが、「高脂血症」、「脂質異常症」は例外的に生化学的病名です。さらに、本症は〝沈黙の病〟と言われるように漢方医学の「証」になる特異的症状が少ない疾患です。したがって、望・聞・問・切の漢方四診の中で望（視診）、切（腹診）の二診を重視します。このため、腹診を重視する日本漢方の八綱、気・血・水弁証法[97]が最も客観的な診断法です。この際、望診は瘀血「証」の眼輪部の色素沈着、顔面黒色、口唇・歯肉・舌の暗赤色化、皮下溢血などを、切診は瘀血圧痛、胸脇苦満、臍上悸、小腹急結を重視します[97]、（丸山，2005）[142]。以上の「証」にしたがって駆瘀血剤、柴胡剤、利水剤ないし補剤を中心に運用します。具体的には柴胡加竜骨牡蛎湯、大柴胡湯、六味丸、加味逍遙散、桂枝茯苓丸、桃核承気湯、温経湯、当帰芍薬散、茵蔯五苓散などです。メタボリック・シンドロームを重視した場合は防風通聖散、三黄瀉心湯、黄連解毒湯、通導散、大承気湯、八味地黄丸が適応です（永田，2004）[143]。以上の方剤の中で八味地黄丸は抗酸化作用による変性ＬＤＬ抑制が、当帰芍薬散は抗凝固作用が明らかになっています。いずれも病名療法では効能が期待できないので随証療法を原則とします。

西洋医学的研究手法でエビデンスが認められた方剤は柴胡加竜骨牡蛎湯、釣藤散です。柴胡加竜骨牡蛎湯はラットの内頸動脈剥離研究で動脈硬化の抑制効果が明らかになっています(Chung, et al, 2004)[144]。柴胡加竜骨牡蛎湯の薬価収載製剤には大黄を含有する方剤としない方剤が存在しますが、瘀血の重要性を鑑みると含有製剤(コタロー社、クラシエ社)がよいでしょう。また、釣藤散は脳動脈硬化による諸症状を有意に改善します(Itoh et al, 1999)[145]。

しかし、以上の製剤は単独ではリスクが高い動脈硬化性疾患の〝易発症状態〟の症例での十分な効能は無理なので西洋薬諸製剤との併用が必要ですが、西洋薬の効能増強、減量、副作用発現の軽減に大きな期待ができます。

(9) 番外(健康食品とサプリメント)

本症ではEPA, DHA関連製品が主役です。ただし含有量が少ないのでクスリとは言えません。ビタミンEが含まれている製品もあります。本症もランキング順に解説します。

①DHA&EPA EX(小林:1750円)

EPAはEPA含有精製魚油144・5㎎を含んでいます。薬価収載されたEPA製剤のエパデールS™(持田)はEPAそのものを300㎎(45・9円)、600㎎(87・0円)、900㎎(127・0円)を含有しています。このためEPAの含有量不明の魚油144・5㎎は治療量としては少ないのでクスリではなく食事療法の補助と考えるべきです。

②きなり™（さくらの森：1980円）

ナンキョクオキアミから抽出したクリルオイルが主成分のサプリメントで、他社の魚油は水に不溶な中性脂肪型ですがクリルオイルは水溶性のリン脂質結合型で、DHA・EPAを他社より多い500㎎含有していると宣伝しています。酸化防止のためにビタミンEが配合されています。EPAに限れば、本製品も薬価収載製剤より量が少ないのでクスリとはいえません。

③EPA™（持田：2100円）

ペルーやチリの沖で漁獲されたイワシの精製魚油で、1日量（4粒）の中にはEPA300㎎とDHA145㎎を含有し、酸化防止のためにビタミンEを配合したサプリメントです。

《西洋薬か漢方薬かそれともクスリ以外か》

本症は高血圧症と糖尿病と違って〝度が過ぎる〟診断が難しい疾患です。ただ、本症の中の二次性脂質異常症のメタボリック・シンドロームは原疾患に対する西洋医学的治療が第一選択です。また、家族性脂質異常症の多くは遺伝性要因が関与するので生活習慣病ではありません。この場合は、各種酵素や受容体の異常を診断した原因特異性な西洋医学的治療を第一選択とします。それ以外の診断できない家族性脂質異常症と明らかな生活習慣に問題がある症例が「生活習慣病としての脂質異常症」です。この場合、TC 250mg/dl、TG 400mg/ml以下では食事療法で治癒可能です。となると日本人間ドック学会の新基準によるTC 300mg/dl、TG 500mg/dlも食事療法単独が適応になります。漢方薬を併用すれば治療効果は上がります。これで効能に満足できない場合は運動療法を併用します。西洋薬療法を早期に導入する事は感心しません。西洋薬の導入は脳・心血管異常のエビデンスが明らかになった場合や合併症が併発する可能性が高い場合に限定します。この場合は期間的には1年間が目安です。

◆結論：①に食事療法、②に漢方療法、③に運動療法、④⑤はなくて、⑥に西洋薬療法。

第四章　肥満症

【歴史】

旧石器時代の人々にとって肥満は美でした。1908年にオーストリアのウィレンドルフ近くの旧石器時代の遺跡で発見された紀元前22000年から20000年頃の製作と推定されるヴィーナス像は豊満な臀部、腹部、乳房、大腿部が殊更誇張されています。古代は肥満は母体の象徴で、多産や繁栄のシンボルとして崇拝されました。ちなみに国際肥満学会で臨床的研究に功績があった研究者に授与する賞をウィレンドルフ賞と命名しています。これに対して漢方医学は肥満を病気と認識していました。紀元前の春秋戦国時代に編纂された「黄帝内経素問」には肥満に「口甘」の病名を与え、油ものや美食で発症する病気と説明しています。現代の糖尿病と考えられます。しかし、漢方医学は肥満の原因になる疾患に着目しましたが、肥満そのものを治療すべき病気とは考えませんでした。

以上のような歴史的経緯のため肥満自体が病気として医学的に語られることは少なく、画家が興味を示す芸術の対象でした。代表的な作品に17世紀のアレッサンドロ・デルボロ作の「肥満のトスカーナ将軍」や我が国では平安時代の末期から鎌倉時代の初期にかけて描かれた当時の奇病や治療法の風俗などを収集した病草紙（やまいのそうし）に、尻に穴多き男

（痔ろう）、口臭の女、陰虱（つびじらみ・毛じらみ）を移された男などとともに描かれ重要文化財に指定されている「肥満の女」が有名です。

医学的に肥満が病気と認識されるようになったのはメタボリック・シンドローム概念が注目されるようになってからです。上半身肥満に高血圧症、糖尿病、脂質異常症などの生活習慣病が併発すると、心筋梗塞や脳梗塞の発症リスクが高い事は以前から経験的に知られていました。メタボリック・シンドローム研究の源流は1948年に始まって現在も続いている米国のフラミンガム研究です。この研究で心血管疾患の原因は単一ではなく複合因子によるとの概念が確立していきました。

まず、1988年にスタンフォード大学のレペンがアメリカ糖尿病学会でインスリン抵抗性を基盤にして耐糖能異常、高インスリン血症、高トリグライド血症、低HDL血症、高血圧症を合併すると虚血性心疾患発症リスクが高まる「シンドロームX」を提唱しました。次いで、1989年にテキサス大学のカプランが上半身肥満（現在の内臓脂肪型肥満）に耐糖能異常、2型糖尿病、高トリグリセライド血症、高血圧症を併発した病態を「死の四重奏」として動脈硬化性心血管疾患易発症性「マルチリスクファクター症候群」と規定しました。1944年に大阪大学の松澤らは肥満症を内臓脂肪蓄積型と皮下脂肪蓄積型に分類して、内臓脂肪蓄積型は耐糖能異常や脂質代謝異常と密に関係し、これに高血圧症を併発した病態を「内臓脂肪症候群」として冠動脈疾患発症のハイリスク病状と規定しました。

我が国の近年の肥満者の増加は著しいものがあります。日本肥満学会は2000年に「新しい肥満の判定と肥満症の診断基準」を発表しました[146]。欧米では肥満自体をリスク因子とするのに対して我が国は身体現象として、この中で医学的見地から減量治療が必要な肥満症を疾患として診断することとしています。肥満症は肥満が原因の合併症を単独ないし複数発症した病態です。この場合、合併症は肥満が原因で発症するため減量治療に成功すれば病態の改善と進行を抑制できます。

本章でも「高脂血症」と同様に生活習慣に起因する肥満症に焦点を当て家族歴が明らかな遺伝性や二次性の肥満症は病名の列挙にとどめました。より詳しく知りたい場合は拙書「続更年期障害は存在しない[93]」をお奨めします。

【疫学】

《諸言》

肥満は地球規模の流行病[147]で、先進諸国だけでなく発展途上国でも問題になっています。我が国は健康増進や生活習慣病予防のために〝適正体重〟を維持するために平成20年に内臓脂肪蓄積が原因の各種関連リスクを低減するために「特定健康診査・特定保健指導」を制度化しました。本書は日本人の疫学的現状を理解するために「国民健康・栄養調査[148]」のデータを紹介します。

《国際比較》

体格指数（ＢＭＩ）は体重（kg）／身長（m）^{2}で算出し、我が国では25以上で肥満と判定しますが、欧米は30以上です。尚、日本人間ドック学会は男性27・7以上、女性26・1以上と基準値を変更しました[100]。

20歳以上のわが国のＢＭＩ 25以上（30以上）は男性が[149]28・6％（3.4％）、女性22・0％（4.3％）です。経済協力開発機構（ＯＥＣＤ）の健康データのＢＭＩ 30以上の肥満、25＜30の体重超過と比較するといずれも30カ国中で最も低く、男性の30以上は最も高い米国の1／10、女性の30以上は、アジアでの我が国以外の唯一の加盟国の韓国より高い29位ですが、25＜30では韓国より低く、最も高いメキシコの１／３以下です。

《経年推移と地理的特性》

最近30年間の肥満者は男性が30歳代以降の全ての年齢階層で増加幅が10％前後と急激に上昇しています。一方で女性は更年期年代を含む30～50歳代では減少傾向にあります。増加している男性を大都市部、市部、郡部に分けて解析すると、１９７６年から２０００年にかけて中年（40～50歳）は郡部の増加傾向が顕著で地域特性が認められます（Miyoshi et al, 2008）[150]。さらに、「国民健康・栄養調査」の２００１年～２００５年のデータを20～69歳男女のＢＭＩを都道府県別に年齢調整して解析すると、東北、北海道が高く、その傾向は女性で顕著です（吉池ほか，2008）[151]。

《腹囲とBMIから見た肥満者》

腹囲の基準（男性85㎝以上、女性90㎝以上）とＢＭＩを組み合わせた４区分解析をすると、腹囲とＢＭＩがともに基準超の上半身肥満症例は30～60歳代で約30％です。特に女性は年齢とともに増加して60歳以上で20％超になります。ＢＭＩは正常範囲内で腹囲だけが基準超が男性の40・50歳代で増加しています。[148] また、ＢＭＩに関わらず腹囲が85㎝超の男性は30～40歳代で急増し50％を超えています。[148]

《メタボリック・シンドロームの有病率》

肥満症の重要病態のメタボリック・シンドロームが注目されるようになって、予防対策として平成20年度から「特定健康診査・特定保健指導」[152]が始まりました。２００５年に８学会のメタボリック・シンドロームの診断基準を以下のように一部改変して〝メタボリック・シンドロームが強く疑われるもの〟、および〝予備群〟を算定すると、前者は40～74歳の男性で25・５％、女性10・３％、後者は同年代で男性25・０％、女性9.5％になります。

①トリグリセライドを判定から除外した。

②空腹時血糖値の代わりにＨｂＡ$_{1c}$を判定基準とした。

厚生労働省は以上の結果から40～70歳代のメタボリック・シンドロームの有病者は９２０万人、予備群は９８０万人、合わせて総人口の20％になる１９００万人と推定しています。[148]

【原因】

1　食欲コントロールの異常

摂食行動は摂食調節物質とその受容体で構成される視床下部神経ネットワークがコントロールしています（吉松，2005）[153]。脂肪細胞で産生されるレプチンやインスリンなどの末梢ホルモン、グルコースなどの代謝産物による液性情報がネットワークを動かします。肝臓や消化管がキャッチした情報は求心性神経情報としてネットワークに送信されます。以上の情報を視床下部が統合処理して摂食行動をコントロールして遠心性自律神経がエネルギー代謝を調節します。このシステムの中で真核細胞に存在するAMP－活性化タンパクキナーゼ（AMPK）や脳内脂肪酸代謝がエネルギー代謝状況のモニターセンサーとして機能します。このシステム異常が食欲コントロール不全の〝食べ過ぎ〟の原因になります。

（1）　視床下部エネルギーセンサー

視床下部外側野（LHV）と副内側核（VMH）にグルコースに反応するエネルギーセンサーのニューロンが存在しています（吉松，2005）[151]。さらに、脂肪酸やアミノ酸をモニターする新たな調節系も明らかになりました。

①視床下部AMP活性化タンパク質キナーゼ（AMPK）と摂食行動調節

摂食行動は視床下部のAMPK活性で脂肪細胞が産生するギリシャ語で「痩せる」を意味するレプトスから命名されたレプチン等の摂食抑制物質で低下し、神経細胞が産生するアグーチ関連タンパク（AgRP）や胃が産生するペプチドホルモンで成長ホルモン分泌促進作用があるグレリンなどの摂食促進物質で亢進します。ＡＭＰＫ発現低下マウスの摂食量と体重は低下し、発現促進マウスは増加します。ＡＭＰＫが活性化すると摂食促進物質の弓状核に存在するニューロペプチドＹ（ＮＰＹ）とAgＲＰが増加します。この事実から、ＡＭＰＫは脂肪酸代謝酵素のアセチルCoAカルボキシラーゼを抑制してマロニールCoA産生や脂肪酸代謝酵素のカルニチン・パルミトイルトランスフェラーゼ１（ＣＰＴ１）活性に影響を与えて摂食行動を調節しています（吉松，2005）[143]（吉松，2005）[158]。

②視床下部脂肪酸代謝と摂食行動調節

　血中の長鎖脂肪酸（ＬＣＦＡ）は血液脳関門を通過して視床下部でアシルCoAシンテターゼ（ＡＣＳ）で長鎖脂肪酸・コエンザイムＡ（ＬＣＦＡ－CoA）にエステル化されて脂肪合成またはβ酸化されます。この視床下部のＬＣＦＡ－CoAがエネルギー過剰信号と認識されて摂食行動や肝臓の糖新生を抑制します。脂肪酸はＣＰＴ１によってミトコンドリアに移動してβ酸化されます。このＣＰＴ１が抑制されると弓状核のＬＣＦＡ－CoA濃度が上昇してＮＰＹやAgＲＰの発現が低下します。

　マロニールCoAは解糖系の最終産物のアセチルCoAからＡＣＣによって生成されます。マロニールCoAは脂肪酸合成酵素（ＦＡＳ）によって生成されます。このＦＡＳの抑制因子のＣ75の末梢または中枢投与で摂食行動抑制と体重減少が起きます。ＦＡＳ抑制因子で視床下部のマロニールCoAが増加してNPYのmRNAの発現が低下するためです。マロニールCoAがCPT抑制を通じてLCFA－CoAを増加させて摂食行動や肝臓の糖新生を抑制します（吉松，2005）[153]（Lam et al, 2005）[155]。

③乳類ラパマイシン標的タンパク質（mTOR）

mTOR（エムトール）は哺乳動物の細胞内シグナル伝導に関与するタンパク質キナーゼ（セリン・スレオニンキナーゼ）の一種です。mTORは視床下部では弓状核のNPY/AgRPニューロンやプロオピオメラノコルチン（POMC）ニューロンに存在し、栄養素やエネルギー代謝のセンサー機能を担っています。その活性は絶食で低下して、再摂食で増加します。インスリン、レプチン、ロイシンなどの分枝鎖アミノ酸（BCAA）で活性化されて摂食行動を抑制します。また、脂肪酸、グルコース、AMPKなどもmTORを介して摂食行動を制限します（Cota et al, 2006）[156]。

①アデノシン三リン酸（ATP）感受性カリウムチャンネル（KATP）

視床下部腹内側のグルコース応答性ニューロンにKATPチャンネルがあります。視床下部のKATPチャンネルはグルコース、脂肪酸、インスリン、レプチンなどの情報をキャッチして末梢糖代謝を中枢性にコントロールします。例えば、インスリンとレプチンは視床下部KATPチャンネルを通じて肝臓の糖産生を抑制して血糖を低下させます。大変興味深い事実ですが、肥満動物はこの制御系が破綻しています（Pocai et al, 2005）[157]。肥満が糖代謝異常の原因になるのです。

（2）視床下部食行動調節神経ネットワーク

①弓状核（ARC）構築ネットワーク

弓状核にはレプチン受容体が多数存在します。その中で、摂食促進系に作動するのはNPY/AgRPニューロンで、摂食抑制系がPOMC/コカイン・アンフェタミン調節転写産物（CART）ニューロンです。それらは視床下部外側野のメラニン凝集ホルモン（MCH）ニューロンや室傍核（PVN）の副腎皮質刺激ホルモン放出ホルモン（CRH）ニューロンにリンクして摂食行動調節のネットワークを形成しています。POMC誘導ペプチドのα-メラニン細胞刺激ホルモン（MSH）はメラノコルチン4型受容体（MC4R）に結合して摂食行動を抑制します。このためMC4Rノックアウトマウスは肥満になります。ヒトでもPOMC遺伝子異常やMC4R異常に起因する肥満症が報告されています（吉松，2005）[153]。

①視床下部外側野（LHA）と視床下部腹内側核（VMH）の機能

視床下部外側野が破壊されると無食と体重減少が発現するので摂食中枢です。同部位にはグルコース作動性に低下するグルコース感受性ニューロンが存在します。また、摂食促進物質のオレキシンやMCHを含有するニューロンも存在します。これに対して視床下部腹内側核が破壊されると過食と肥満が発現するので満腹中枢です。同部位にはSU受容体とKATPチャンネルが存在し、グルコースで作動性が高まるグルコース応答性のニューロンがあります。また、摂食抑制系に脳由来神経栄養因子（BDNF）が豊富に発現しています。

②室傍核（PVN）による摂食行動とエネルギー代謝の協調的調節

室傍核も視床下部腹内側核と同様に破壊されると過食と肥満が発現する満腹中枢です。室傍核には摂食抑制系のCRHニューロンが存在しています。また、室傍核には視床下部外側野、視床下部腹内側核、弓状核から神経が入力しています。視床下部腹内側核からは結節乳頭核のヒスタミンニューロン、延髄の迷走神経背側運動核、交感神経節前細胞がある脊髄中間外側細胞柱へ直接的に投射しているので、摂食行動、内分泌系、自律神経を介してエネルギー代謝を統合的にコントロールしています。

（3）ネットワーク内で機能する摂食調節物質と受容体

①摂食抑制系ペプチド（吉松，2005）[154]

室傍核のCRHニューロンは摂食抑制作用や交感神経活動促進作用があり、レプチンに促進的にコントロールされています。また、弓状核のNPY／AgRPとPOMC／CARTニューロンも入力しています。CRHニューロンは視床下部腹内側核へは2型受容体を通じて、結節乳頭核の神経ヒスタミンには1型受容体を通じて摂食行動を抑制します（Gotoh et al, 2005）[158]。

弓状核のPOMC含有ニューロンはメラニン凝集ホルモンなどのPOMC誘導ペプチ

ドを産生してMC４Rを介して摂食行動を抑制します。CARTは弓状核でレプチンに促進性にコントロールされているので摂食抑制作用を示します。CART遺伝子変異が原因の肥満症家系が報告されています。

②摂食促進系ペプチド

ニューロペプチドYは弓状核に存在する強力な摂食促進物質です。レプチンに抑制的にコントロールされます。AgRPも弓状核に存在し、同様にレプチンに抑制されます。AgRPはMC４Rの選択的アゴニストとして作動し、POMC ペプチドと競合的に作動します。AgRPの脳室内投与で持続性摂食が促進します。オピオイドペプチドのβエンドルフィンも弓状核に細胞体が存在し、視床下部腹内側核、結節乳頭核、室傍核に神経投射しています。メラニン凝集ホルモンは視床下部外側核や視床下部腹側の一部の不確帯に存在して摂食行動を促進します。メラニン凝集ホルモンノックアウトマウスは摂食量と体重が減少します。レプチンとPOMC－MC４R 系から抑制的コントロールを受けています。

カンナビノイドは大麻（マリファナ）が含有する生理活性物質の総称です。脳内にも内因性カンナビノイドとして存在します。内因性カンナビノイドはカンナビノイド受容体のCB１受容体を通じて視床下部ではエネルギーバランス調節系として、大脳辺縁系では報酬・快楽系として摂食を促進します（吉松，2007）[159]。CB１受容体ノックアウトマウスは摂取量が著しく低下します。レプチンを投与すると視床下部内因性のカンナビノイドが減少します（吉松, 2007）[159]。

③モノアミン系（吉松, 2003）[160]

脳内ノルアドレナリン（ＮＡ）神経系の起始細胞は脳幹の青斑核と延髄の弧束核です。ＮＡには室傍核のα_2受容体を通じた摂食促進作用と室傍核のα_1受容体、視床下部外側野のβ受容体を通じた摂食抑制作用があります。

セロトニン（５－ＨＴ）神経系は脳幹の縫線核から脳内に広く投射しています。５－ＨＴは室傍核、視床下部腹内側核、視床下部背内側核、視交叉上核の５－HT_{1B}、５HT_{2C}受容体を介して摂食行動を抑制します。肥満症治療薬として２００７年にエーザイ社が医薬品製造販売承認を申請して２００９年に却下されたシブトラミンは５HT_{2C}受容体を介して摂食行動を抑制します。

脳内ドーパミン（ＤＡ）神経系の中で、黒質や腹側被蓋野（ＶＴＡ）から側坐核、線条体、大脳皮質に神経投射する禁断症状と関係する辺縁系ＤＡ作動性神経は摂食行動の報酬系と関係しています。一方で、結節乳頭核や弓状核のＤＡ神経系は摂食行動を抑制します。ＤＡ系は運動調節機能を有するのでＤＡ欠損マウスは運動機能障害によって摂取量が低下します。

ヒスタミン神経系は後部視床下部の結節乳頭核から視床下部内側核や室傍核に投射して、H_1受容体を通じて摂食行動を抑制します（Yoshimatsu et al, 1999）[161]。レプチンの促進的コントロールを受けて（Yoshimatsu et al, 1999）[161]、体温調節、リズム調節などの多彩な視床下部機能に関係します。咀嚼は本神経系を活性化して満腹感を自覚するので、咀嚼指導は肥満症治療になります。ヒスタミン神経系は摂食抑制作用に加えて、交感神経を介した白色脂肪組織の脂肪分解促進作用、BAT uncoupling protein 1（UCD1）を通じたエネルギー消費亢進作用による抗肥満作用を示します（Masaki et al, 2001）[162]。

（4）末梢組織からの情報入力（吉松，2005）[153]（吉松ほか，2003）[163]

①液性情報の受容と結合

摂取行動はグルコース、脂肪酸、アミノ酸などの栄養素や代謝産物、インスリンやレプチンなどのホルモンの末梢液性データで調節されます。インスリンには摂食抑制作用があります。作用機序は弓状核にインスリン受容体が多数存在するのでインスリンでニューロペプチドY発現が抑制されるためです。膵臓のβ細胞を損傷させて糖尿病状態にしたラットは過食とともに弓状核でのニューロペプチドY、AgRPの発現が増加してPOMCの発現が低下します。以上の変化はインスリンの補充で正常化します。中枢神経特異的にインスリン受容体を欠損させたNIRKOマウスや全身性IRS－2欠損マウスは摂取量、体重、脂肪蓄積が増加します（Masaki et al, 2004）[164]。

脂肪組織から分泌されるレプチンは視床下部に作用して摂食抑制作用とエネルギー消費作用で脂肪蓄積を低減します。しかし、肥満症患者は脂肪増加に伴って血中レプチン量が増加します。この現象は脂肪のレプチン抵抗性と説明されています。

消化管から分泌されるペプチドも末梢由来情報として重要な役割を果たします。この中には液性情報として視床下部に直接入力されるデータと、一旦、末梢で受容されてから求心性情報として伝達されるデータがあります。例えば、グレリンは胃の内分泌細胞から分泌されますが、視床下部にもグレリン産生細胞とその受容体が存在します。

インターロイキン1－β（ＩＬ１－β）や腫瘍壊死因子（ＴＮＦ－α）などの免疫サイトカイン系は発熱作用で摂食を抑制します。単球やマクロファージだけでなく、脳内のグリア細胞などで産生されます。ＩＬ１－βの摂食抑制作用は神経ヒスタミン系を介します。

②求心性神経情報の入力

食事による胃壁の進展、消化管から分泌される消化管ペプチド、肝臓のグルコースセンサーで検出される代謝情報は求心性迷走神経を介して神経性情報として延髄の弧束核に伝達されます。以上の内臓由来の情報は腕傍核に入力する味覚情報とともに弓状核、視床下部腹内側核、視床下部外側部に伝達され満腹や空腹の液性情報とともに統合処理されます。胃が分泌するグレリン、十二指腸が分泌するコレシスオキニンとグルカゴン様ペプチド－１は肝臓迷走神経が信号を受信して求心性迷走神経－孤束核－視床下部に情報伝達します。小腸上部の脂肪成分モニター機構は長鎖脂肪酸－CoAに反応して消化管求心性迷走神経を介して弧束核に情報を伝達します。その情報は肝臓遠心性迷走神経を

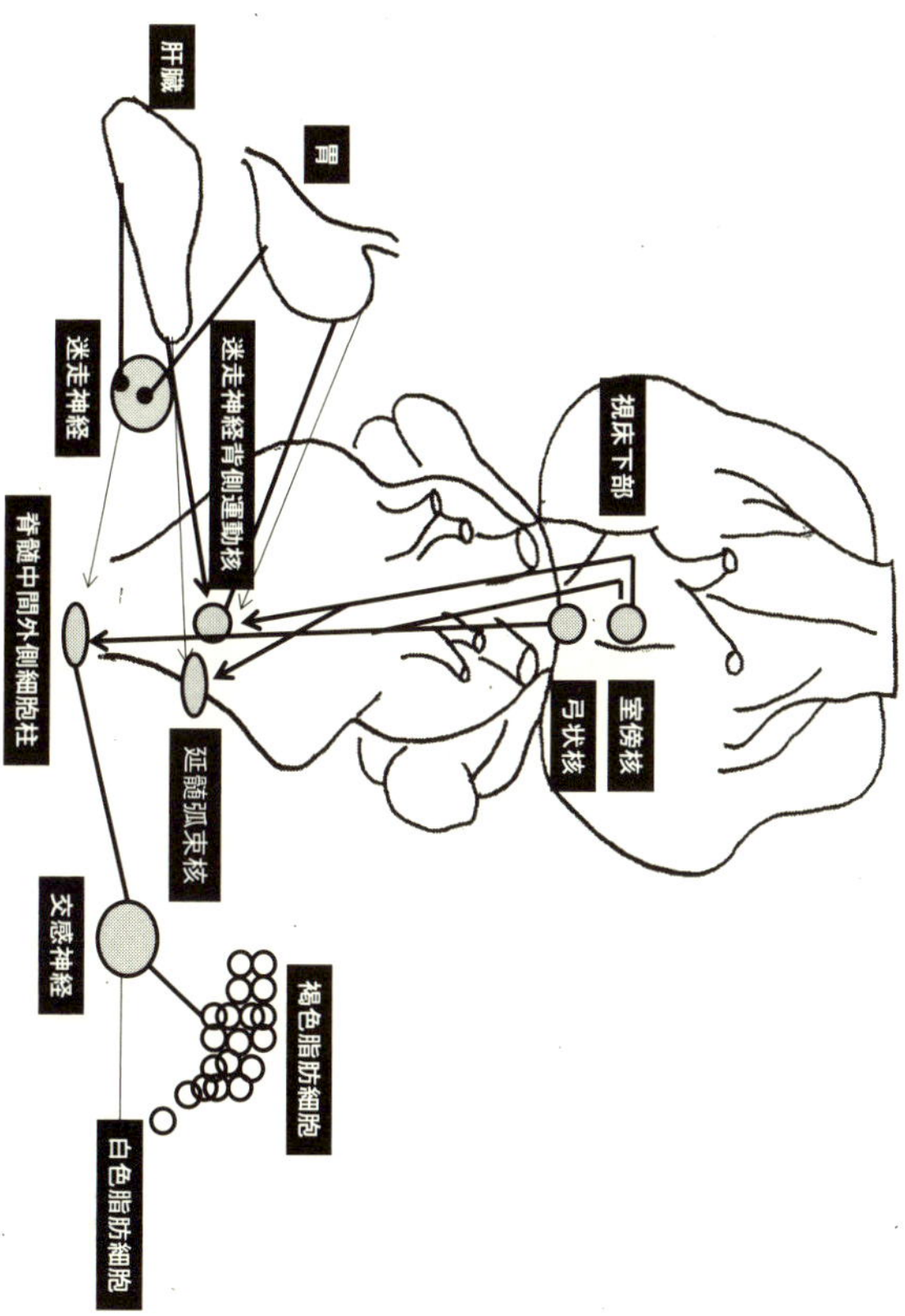

図4　自律神経系による中枢—末梢間の情報交換

介して肝臓に送信されて糖代謝を調節します（図4）。

(5) 中枢性神経連絡

①遠心性神経連絡

エネルギー代謝調節に関係する遠心性自律神経系の節前神経細胞は、副交感神経系は延髄の迷走神経背側運動核に、交感神経系は脊髄中間外側細胞柱に存在します。それらの部位に直接神経投射しているのは室傍核、視床下部背内側核、視床下部外側野、弓状核です。特に弓状核のPOMCニューロンは脊髄中間外側柱に直接的に神経投射して、その受容体のMRCは脊髄に局在的に発現します（図4）。それらは節前ニューロンが副腎に入力し、他の臓器には交感神経神経節でニューロンを乗り換えて節後ニューロンとして投射します。視床下部腹内側核、視交叉上核、視索前野等は直接的な神経連絡ではなく、多シナプス反射弓で自律神経に影響を与えます。

②褐色脂肪組織（BAT）

褐色脂肪組織はUCP1が存在し食事誘導熱産生でエネルギーを消費します。もともと糖や脂肪酸の利用が活発な組織ですから、末梢糖代謝に大きく影響します。褐色脂肪組織はβ_3受容体を通じて交感神経の支配を受けるので、交感神経の活動が亢進すると熱産生が増加します。視床下部では室傍核、視床下部副内側核、視床下部外側野、視索前野が褐色脂肪組織の交感神経系をコントロールします（Yoshimatsu et al,

1993)[165]。摂食抑制物質のCRH，CCK，グルカゴン、MSH、神経ヒスタミンは交感神経活動を促進し、逆に摂食促進物質のNPY、βエンドルフィン、AgRP、グレリンは抑制します。

③臓糖代謝調節系

　視床下部腹内側部と肝臓に分枝する遠心性交感神経系はグリコーゲン分解酵素や糖新生酵素を活性化して肝臓の糖産生を亢進します。これに対して、視床下部外側野と肝臓の遠心性迷走神経はグリコーゲン合成酵素の活性化や糖新生酵素の発現を抑制して肝臓の糖新生を抑制します。弓状核を含む視床下部内側基底部のKATPチャンネルの活性化は肝臓の迷走神経を介して糖新生を抑制して血糖値を低下させます（Pocai et al, 2005)[166]。また、視床下部での脂肪酸酸化の抑制も弧束核や迷走神経運動核の神経を活性化して迷走神経を通じて同様な効果を果たします（Pocai et al, 2005)[166]。

④視床下部による末梢AMP活性化タンパク質キナーゼ（AMPK）の調節（吉松，2005)[154]

　AMPKはアセチルCoAカルボキシラーゼなど糖、脂質代謝の律速酵素の調節酵素として骨格筋の糖輸送や脂肪酸のβ酸化を促進します。レプチン、アディポネクチンおよびメトホルミンの末梢性の作用ターゲットでもあります。この中で、レプチン作用には骨格筋のレプチン受容体を介した直接作用と視床下部－交感神経系を介する中枢性作用があります。

図5　別腹の発症機序

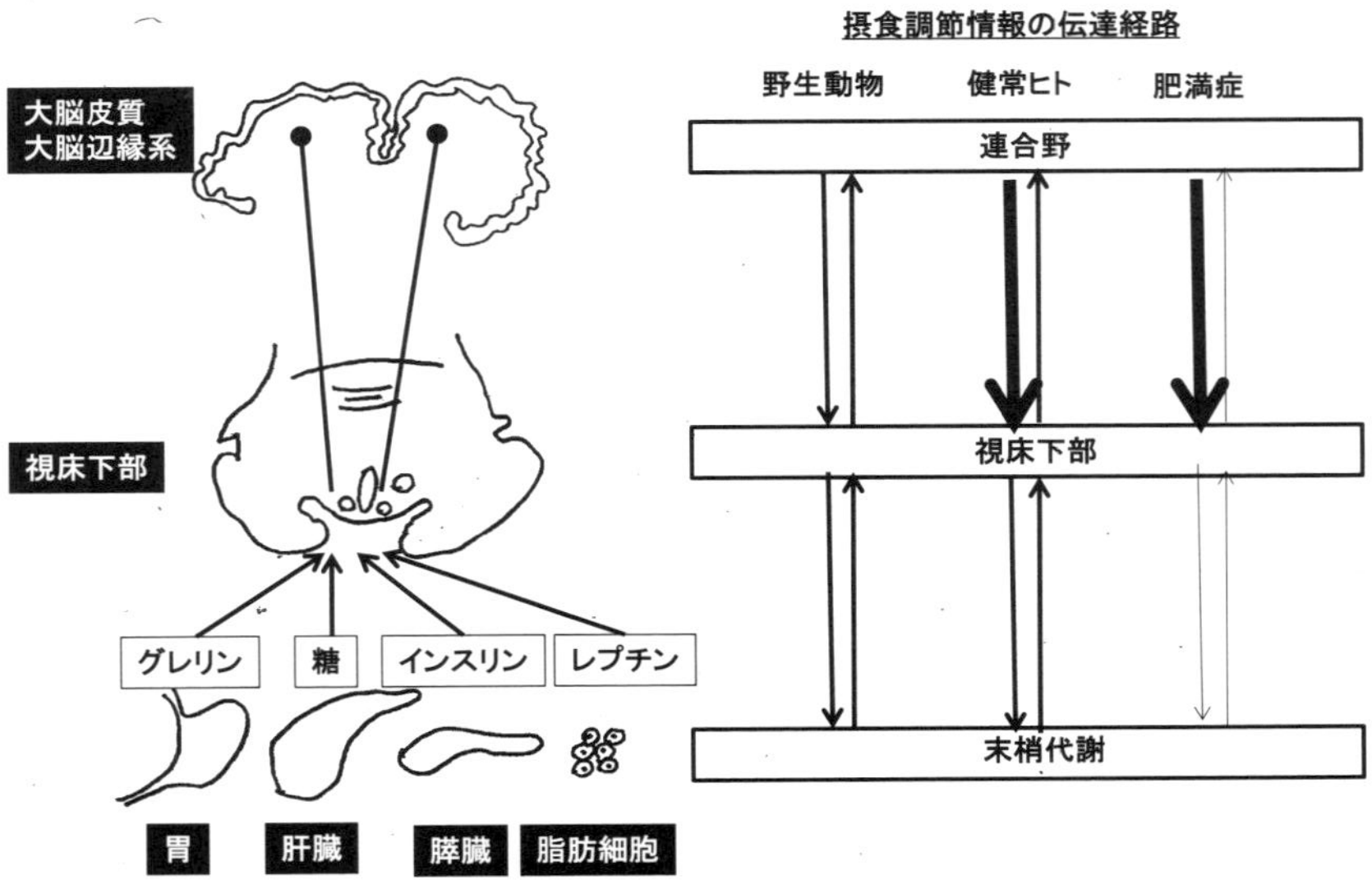
大脳皮質
大脳辺縁系
視床下部
グレリン
糖
インスリン
レプチン
胃
肝臓
膵臓
脂肪細胞
摂食調節情報の伝達経路
野生動物
健常ヒト
肥満症
連合野
視床下部
末梢代謝

(6) 高次中枢との情報交換（吉松，2005）[154]

視床下部には食物の認知、摂食行動の動機付け、報酬系に関係する高次中枢からの情報も入力しています。大脳皮質連合野、扁桃体などの大脳辺縁系、記憶中枢の海馬からです。摂食行動の認知性調整と呼びます。一方でレプチンなどの末梢性の液性情報による摂食行動調節系は代謝性調節と呼びます。通常、動物では大脳皮質－視床下部－末梢代謝の間は遠心性と求心性の情報交換はバランスが取れています。ところが、ヒトは連合野や大脳辺縁系などの高次中枢が関与する認知性調節が優位です。特に肥満症ではこの傾向が高く、液性情報や内臓情報などの出力源の情報が自身の生体内感覚ではなくなっています（図5）。このため「おいしそう」といった外因性の感覚情報や「おいしかった」といった記憶情報が摂食行動調節の主要因になると肥満症治療の阻害要因になります。このため、「おいしそうな食べ物」、「おいしかった食べ物」は〝別腹〟[167]でいくらでも入ってしまうのです。このような摂食行動障害は双極性障害やクラスターB群の過食の責任部位を考えるうえで大変興味深い病状です。

2　エネルギー消費障害

《序論》

肥満の原因はエネルギー摂取と消費のアンバランスです。肥満モデル動物は過食と運動低下が同時に認められます。厚生労働省の国民健康・栄養調査によると過去数十年間のエネルギー摂取量は横ばいないし減少傾向にありますが、ＢＭＩ25以上の肥満者は増加し続けています。例を挙げれば1976年には成人男性は15％でしたが、2006年には30％と倍増しました。しかしエネルギー摂取量は10％減少しているのです[168]。以上の事実から近年の肥満増加の主因は過食ではなくエネルギー消費の低下です。

(1) エネルギー消費の成分

糖や脂肪などの化学的エネルギーは必要に応じてATPに合成されて筋肉運動、能動運動、生合成などに利用された後は熱になります。生体は熱エネルギーは回収できないので体外に放散します。この総体がエネルギー消費量で、通常代謝量として表記します。基礎代謝は身体的、精神的に安静な時の生命維持のエネルギー消費量です。

基礎代謝は呼吸、循環、代謝、排泄などの基本的機能に必要な最小限エネルギー量で性別、年齢、甲状腺ホルモンなどの影響を受けています。女性は卵胞ホルモンも影響します。当然、基礎代謝は体重が重い人ほど高いのですが、筋肉に比較して低活性の脂肪組織が多い肥満者は体重あたりの基礎代謝量が低下しているので、除脂肪体重を基準にしなければなりません。活動代謝は総エネルギー消費量から基礎代謝量を減じた値で、身体活動で消費したエネルギーです。仕事、家事、スポーツなどの筋肉運動による代謝・生理機能の亢進に相当し、運動不足で減少すると肥満の原因になります。2006年国民健康・栄養調査[168]によると日常生活で体を動かさない人は4割以上に達しています。このような事情で、肥満やメタボリック・シンドローム予防キャンペーンは「一に運動、二に食事、三四はなくて、最後にクスリ」と決められました。

（2） 日常身体活動（ＮＥＡＴ）

身体活動によるエネルギー消費はスポーツなどの積極的で意図的な活動による消費だけでなく、ごく日常的な家事、家の中での立ち歩き、通勤などの活動（地球近傍小惑星追跡：Near-Earth Asteroid Tracking：NEAT）による消費も意味があります。レビンら(Levine et al, 2005)[169]はＮＥＡＴを対象に面白い研究を行ったので紹介します。対象は物質的には豊かでも不健康な生活を送るカウチポテト族で、やせ群（ＢＭＩ：23±２）10人と肥満群（33±２）10人に分けてそれぞれいつものようなカウチポテト生活を送ってもらいながら体位を毎秒2回記録して身体活動を詳細に検証しながら安定同位元素で二重に標識した水を用いる手法でエネルギー消費量を算出しました。その結果、１日当たりの睡眠時間は両群ともに約５００分で差はありませんでしたが、座っている時間はやせ群４０７分に対して肥満群は５７１時間と有意に長く、逆にＮＥＡＴに相当する、立っていた時間はやせ群５２６分に対して肥満群は３７４分と有意に短時間でした。このＮＥＡＴの時間差１５２分はエネルギーに換算すると３５２±65 kcalで、１年間で実に15 kgの体脂肪に相当します。以上のＮＥＡＴ差が肥満の結果か原因かを明らかにするためにレビンらはさらに8週間、肥満群には食事制限で平均約８ kg減量させ、やせ群には多食で平均約４ kg増量させたうえで、その後10日間同じ研究を行いました。結果は座っている時間と立っている時間は体重変化以前と有意差はありませんでした。以上の結果から肥満でＮＥＡＴが減少したのではなく、ＮＥＡＴが少ない事が肥満の原因であることを明らかにしました。以上の研究から日常生活の何気ない身体活動の重要性を再認識して、自動車、エスカレーター、エレベーター、テレビのリモコンなどによるＮＥＡＴの低下行動が肥満の原因になる事を重く受け止めるべきです。

（3） 熱産生と褐色細胞

ヒトなどの恒温動物は低温環境に曝されると体温維持のために代謝を亢進して熱を産生します（ＣＩＴ）。また、食事による余分なエネルギー消費現象が食事性熱産生（ＤＩＴ）です。以上の筋肉活動に依存しないエネルギー消費を非震え熱産生（ＮＳＴ）と呼びます。ＮＳＴを行う代表的組織が褐色脂肪です。通常、中性脂肪を蓄積する脂肪組織は皮下や内臓周囲の白色脂肪ですが、褐色脂肪は白色脂肪とは存在部位や形態が異なります。両脂肪組織の最も大きな差異は生理的役割にあります。白色脂肪は余分なエネルギーを中性脂肪として細胞内に蓄えて必要に応じて脂肪酸として細胞外に放出するエネルギーの貯蔵と放出の場所ですが、褐色細胞は脂肪酸を自身で酸化分解して熱を産生するエネルギーの消費と散逸の場所です（岡松ほか，2006）[170]。

褐色脂肪の特異的な代謝的熱産生の役割を果たすのがミトコンドリアの脱共役タンパク質ＵＣＤ１です。ＵＣＤ１はミトコンドリアでの酸化的リン酸化を脱共役させます。つまり、細胞内でグルコースや脂肪酸が分解されて電子伝達系で酸化される際に放出されるエネルギーは一旦ミトコンドリア膜を介するプロトンの電気化学的勾配として保存されます。このエネルギー勾配でプロトンがミトコンドリア内に流入する際に膜ATP合成酵素を駆動してADPと無機リン酸を縮合させます。このように普通のミトコンドリアでは電子伝達とATP合成が内膜のプロトン濃度勾配を介して密に共役していますが、UCPIはこのプロトン濃度を短絡的に解消する特殊チャンネルです。このため、UCP1が活性化すると化学エネルギーがATPを経由しないで熱に変換されて散逸消費されます。

（4）褐色脂肪・脱共役タンパク質（UCP1）と肥満

褐色脂肪は小型齧歯類（ネズミ目のリス、ネズミ、ヤマアラシなど）や冬眠動物のCIT部位（代謝亢進としての熱産生）として古くから知られていた組織で冬眠からの覚醒時や寒冷暴露時の体温上昇とその維持に関係しています（Cannon et al, 2003）[171]。具体的には寒冷暴露などの生理的刺激を受けると褐色脂肪に分布するノルアドレナリンのβ受容体を介して細胞内の中性脂肪を分解します。遊離した脂肪酸はUCP1に直接作用してプロトンチャンネルを活性化して発熱します。これに対して、ノルアドレナリンが白色脂肪に作用すると同様な脂肪分解が起きますが、生じた脂肪酸は血中に放出されて褐色脂肪や筋肉で消費します。したがって、寒冷暴露持続状況では、白色脂肪を分解して褐色脂肪で熱に変換して体温を維持する事になります。以上の交感神経－褐色脂肪、UCP1の役割はβ受容体、UCP1ノックアウトマウスが寒冷不耐性な事実で証明されています（Enerback et al, 1997）[172]。

まとめると褐色脂肪の熱産生は体温調節だけでなく、脂肪エネルギーの散逸機構でエネルギー摂取の増減に応じて脂肪消費を調節します。このため、絶食で摂取エネルギー量が減少すると褐色脂肪の交感神経活性が低下してUCP1発現量が減少するのに対し、過食状態では活性化してUCP1によるエネルギー消費が増加します（Lowell et al. 2000）[173]。したがって、交感神経－褐色脂肪－UCP1型の調節不全や破綻は肥満の原因になります。この肥満説を多くの視床下部性、遺伝性肥満モデル動物で褐色脂肪機能が低下している事実が支持します。となれば、交感神経－褐色脂肪系を活性化できれば肥満症の治療になります。寒冷暴露下で多食させると褐色脂肪の過形成に伴う熱産生によるエネルギー消費の亢進と白色脂肪の委縮が確認されています。

しかし、寒冷刺激治療は現実的ではないので、薬物療法として期待されているのがβ_3作動薬です。β受容体の中でβ_3受容体は脂肪細胞に特異的に発現し、選択的作動薬の作用は白色脂肪の脂肪動員と褐色脂肪での分解消費です。このために多くのβ_3作動薬が開発されて摂取量に関係無くエネルギー消費を増加して体脂肪を減少させる事が分かっています（Nagase et al, 1996）[174]。尚、β作動薬の効能発現にUCP1が必要な事はUCP1ノックアウトマウスが野生型マウスと異なって消費が亢進しないと体脂肪が減少しない事実で証明されています（Inokuma et al, 2006）[175]。

（5） 人の褐色脂肪と肥満

褐色脂肪の研究知見の多くはマウスなどの実験動物が対象で、ヒトでは不明です。新生児期には存在しますが、成長に連れて退縮するので成人では肉眼的に確認できません。しかし、PET研究で代謝機能面からヒト褐色脂肪が確認されました。健常者を対象にした全身組織の糖利用をフルオロデオキシグルコース（FDG）の取り込み検査で検討したところ脂肪組織にFDGが集積しました。

マウスなどでは褐色脂肪－UCP1系が活性化すると脂肪酸の消費と連動してグルコースの利用が増加します（Inokuma et al, 2005）[176]。このため、ヒト脂肪組織もFDG集積部位は褐色脂肪と推測されます。とすれば、寒冷暴露などの交感神経性刺激で増加するはずです。その確認のために以下の実験が行われました（斎藤，2009）[177]。室温19°Cで両足を間欠的に氷冷して寒冷刺激を2時間与えると肩部や胸痛周囲に強くFDGが集積しました。同一被験者の室温28°Cの同じ実験では認められませんでした。以上の集積現象は夏より冬で顕著でした。同じようなFDG集積はカテコールアミン産生腫瘍でも認められβ遮断薬のプロプラノロールで減弱するので、FDG集積が褐色脂肪の代謝活性と関係しているのは間違いありません。この後の追加研究で20～30歳代では半数以上に認められましたが、壮老年者の寒冷刺激では認められませんでした。また、褐色脂肪活性はBMIや体脂肪と逆相関するのは大変興味深い事実です。肥満が肥満の原因になる事になります。

3　遺伝性要因

《序論》

肥満症はエネルギー摂取とエネルギー消費のバランスが崩れたときに発症するエネルギー代謝異常症です。また、環境因子と遺伝要因が複雑に絡んで発症する多因子疾患で、従来は分子レベルのアプローチが困難でした。しかし、１９９４年に遺伝子肥満のob／ob（obはobesity：肥満の略語）マウスの病因遺伝子に肥満遺伝子産物のレプチンが同定されてから、脂肪細胞由来のアディポサイトカインや脳内神経ペプチドなどの肥満研究が大きく前進しました。

（1）　レプチン

レプチンは高度肥満の2型糖尿病モデルマウスのob／obマウスでポジショナルクローニング（目的の表現型を支配する原因遺伝子の存在部位を同定する遺伝子検査手法）された遺伝子です（Zang et al, 1994）[178]。レプチン遺伝子はマウス、ラット、ヒトのいずれも脂肪組織に特異的に発現しています。肥満モデルの動物やヒト肥満者では著しく亢進しています（Ogawa et al, 1995）[179]。レプチンの血中濃度はob／obマウスやレプチン遺伝子変異で発症した肥満者以外の肥満で上昇し、ＢＭＩや体脂肪率と正に相関します（Considine et al, 1996）[180]。このためにレプチンは体脂肪や全身の栄養状態の診断手段になります。

（2）レプチン受容体（Ob－R）

レプチン受容体はＩＬ－６、顆粒球コロニー刺激因子（Ｇ－ＣＳＦ）、白血病抑制因子（ＬＩＦ）などのサイトカイン受容体とヘテロ二量体を形成する信号伝達遺伝子のＩＬ－６と会合する糖タンパク質と相同性がある膜1回貫通型受容体です。

インスリン抵抗性が強い遺伝性肥満動物のdb／dbマウス、fa／faラット、fak／fakラットでOb－R遺伝子が同定され、いずれの肥満病因遺伝子はレプチン受容体で、とりわけ各種アイソファーム（構造は異なるが同じ機能を有するタンパク質）の中でOb－Rbが重要なことが明らかになりました。Ob－Rbは視床下部に高濃度に発現するので、レプチン作用のシグナル伝達は視床下部のOb－Rbが重要な役割を担っている事になります（Vaisse et al, 1996）[181]。

（3）レプチン抵抗性

レプチンには摂食抑制とエネルギー消費亢進の生理作用がありますが、肥満者の多くや肥満モデル動物が高レプチン血症であるので「肥満者はレプチン過剰なのに肥満が是正されないのはおかしい」との逆説が示されたため、肥満の成因としてレプチン作用障害のレプチン抵抗性が提唱されました（佐藤ほか，2004）[182]。レプチン抵抗性の原因に、①レプチンの血液脳関門を介した脳脊髄液への移行障害、②Ob－R以降の細胞内情報伝達系の異常、③Ob－R発現ニューロン以降の中枢経路異常、などが考えられています。しかし、「摂食抑制作用のレプチン抵抗性」が存在する肥満者でも血圧上昇作用のレプチン感受性は保持されているので「選択的レプチン抵抗性」が想定されています（Rahmouni et al, 2002）[183]。したがって、摂食量と体重の低下、糖脂質代謝亢進作用を合併する高血圧には「レプチン抵抗性」高レプチン血症の症例が存在する事になります。

3　肥満とアディポサイトカイン

《序論》

近年の我が国の動脈硬化性疾患の急激な増加は過剰な栄養摂取、運動不足による体脂肪の過剰蓄積が原因です。肥満が原因で合併症が発症すると疾患としての肥満症になります。

肥満症の病態は脂肪細胞の質的異常による肥満症と量的異常による肥満症に分別されますが、前者は皮下脂肪より内臓脂肪の蓄積が顕著で、糖代謝異常、脂質代謝異常、高血圧などの生活習慣病を高率に合併するので、心血管疾患を発症するメタボリック・シンドロームとして問題視されます。内臓脂肪から放出される遊離脂肪酸は門脈経由で直接肝臓に流入するので脂肪合成やインスリン感受性低下を誘発して脂質異常、耐糖能異常、血圧異常を発症します。この分子メカニズムは脂肪組織が単なるエネルギー貯蔵臓器ではなく、各種の生理活性物質としてのアディポサイトカインを分泌するためで、それらの産生調節異常がメタボリック・シンドローム発症の原因になるのです。

（1）アディポサイトカインの種類

ヒト脂肪組織発現遺伝子プロファイルを解析すると分泌タンパク遺伝子の発現頻度は皮下脂肪が約20％、内臓脂肪が約30％です（Maeda et al, 1997）[184]。脂肪組織から分泌される様々なホルモンやサイトカインはアディポサイトカインと総称します。アディポサイトカインは脂肪蓄積状態では産生・分泌が過剰ないし過小で、このバランスの破綻がメタボリック・シンドロームの発症と増悪の原因になります。アディポサイトカインにはアディポネクチン、レプチン、プラスミノーゲンアクチベーターインヒビター1（PAI－1）、腫瘍壊死因子α（TNF－α）があります。このなかでアディポネクチンは肥満合併症を防御します。したがって、血中アディポネクチンレベルは肥満度と逆相関関係にあります。肥満者や男性で低下し、減量で増加し（Maeda et al, 1996）[185]、内臓脂肪面積の増大にしたがって低下します。

レプチンの主たる機能は視床下部弓状核のレプチン受容体（Ob－R）を介する食欲抑制とエネルギー消費亢進作用です。PAI－1はプラスミノーゲンアクチベーターを抑制してプラスミン生成を抑制しフィブリンからフィブリン分解産物（FDP）生成低下作用によって線溶性を低下させて血栓形成を促進します。したがって、PAI－1が増加すると肥満と血栓性疾患のハイリスク状態になります（Shimomura et al, 1996）[186]。

TNF－αは炎症免疫系の細胞や組織で産生されるサイトカインですから肥満細胞は炎症細胞です（Hotamisligil et al, 1993）[187]。

（2）肥満と糖尿病、脂質代謝異常

2型糖尿病は心血管疾患のリスク因子です。血中アディポネクチンは2型糖尿病の発症に関係します。糖尿病では血中アディポネクチンレベルが有意に低下します。血中アディポネクチンとインスリン感受性は正に相関します。血中アディポネクチン低レベル群は高レベル群より2型糖尿病の発症率が3.2倍で、メタボリック・シンドローム発症率は2.7倍です（Choi et al, 2004）[188]。

また、血中のHDLとアディポネクチンは負に相関します。マウスにアディポネクチンを投与すると血中脂肪酸クリアランスが亢進し、糖代謝が改善します（Fruebis et al, 2001）[189]。治療応用を考えると、インスリン抵抗性改善薬のチアゾリジン誘導体（アクトス™、武田）はアディポネクチンを転写レベルで増加させます（Maeda et al, 2001）[190]。したがって、チアゾリジン誘導体の抗動脈硬化作用と抗糖尿病作用はアディポネクチン増加と関係があります。

ヒトの先天性脂肪委縮症では高度なインスリン抵抗性、高中性脂肪血症、脂肪肝が発現しますが、レプチンを投与するとそれらの病態が劇的に改善します（Oral et al, 2002）[191]。このため、脂肪細胞由来のレプチンは正常な糖・脂質代謝に必須なホルモンです。

PAI－1は肥満時に血中レベルが上昇するので肥満、インスリン抵抗性の原因になります。TNFαは中和抗体でその作用を阻害するとインスリン抵抗性、糖尿病病態が改善するので、炎症細胞が蓄積する脂肪組織から過分泌されるTNFαは筋肉、脂肪組織、肝臓でインスリン抵抗性を引き起こして糖・脂質代謝異常の原因になります。

（3）肥満症と高血圧症

一般的にはアディポネクチンはＨＤＬ，ＴＧレベルと比較して血圧との相関性は低い事になっています。しかし、本態性高血圧症では血圧とアディポネクチンは逆相関します。肥満状態でアディポネクチンが低下するのは肥満脂肪組織で局所の酸化ストレスが亢進するためです（Furukawa et al, 2004）[192]。アンジオテンシンⅡ受容体拮抗薬のＡＲＢは肥満時のアディポネクチン低下を抑制します（Kurata et al, 2006）[193]。その抑制機序はＡＲＢが脂肪組織の酸化ストレスを抑制するためです。また、アディポネクチンは心筋の酸化ストレスも抑制します（Fujita et al, 2008）[194]。

（4）肥満症と脂肪肝[171]

肥満で脂肪肝が発症する理由は内臓脂肪から放出されたＦＦＡが門脈経由で直接肝臓に流入して脂肪合成が亢進し、インスリン感受性が低下するためです。一般的には肥満が原因の脂肪肝は可逆的と考えてきましたが、肥満歴が長い症例や高度の脂肪肝では線維化が起こりアルコール肝障害に似た肝組織異常になる非アルコール性脂肪性肝炎（ＮＡＳＨ）が、原因がウイルスでもアルコールでもない肝疾患として近年注目されています。

（5）肥満と冠動脈疾患、脳血管障害

アディポネクチンは動脈硬化、高血圧、心機能などの心血管疾患を防御します。つまり、血中アディポネクチンレベルが低いと心血管疾患を発症し易くなります。約2万人を対象にした新規の心筋梗塞発症の危険度を検討した臨床研究で、アディポネクチンレベルが高いと他の冠危険因子の影響を補正しても心筋梗塞発症率が有意に低率でした（Pischon et al, 2004）[195]。アディポネクチンは血管内皮細胞と単球の接着を阻害してマクロファージの貪食能とTNFα産生を低下させます（Ouchi et al, 2000）[196]。さらには種々の増殖因子の血管平滑筋細胞増殖を抑制します。以上の事実からアディポネクチンには抗動脈硬化作用があります。

TNFαは骨格筋と脂肪組織のインスリン受容体のチロシン残基のリン酸化を阻害するので肥満はインスリン抵抗性を高めます。

PAI－1レベルが上昇すると肥満が血栓性疾患の原因になります（Shimamura et al, 1996）[186]。内臓脂肪由来のPAI－1は血管内皮機能障害による血管由来のPAI－1と共にメタボリック・シンドロームの血栓性血管合併症を発症します。

（6）肥満と睡眠時無呼吸症候群

内臓脂肪型肥満は高血圧、高脂血症、耐糖機能異常を原因とする動脈硬化症ですが、睡眠時無呼吸症候群の中でも閉塞型睡眠時無呼吸・低呼吸症候群（OSAHS）も内臓脂肪型肥満症の合併症です。逆説的にOSAHSによる夜間の低酸素症が高血圧、耐糖能機能異常、脂質代謝異常の原因や増悪因子になるとの考えもあります。しかし、レプチン抵抗性、TN

Fα、PAI－1の増加、アディポネクチンの低下などのアディポサイトカインの調節障害が認められるのでOSAHSは内臓脂肪型肥満の合併症と考えるべきです。OSAHSによる低酸素状態でさまざまな臓器が虚血・再灌流状態に陥ります。間欠的な低酸素状態は全身性の酸化ストレスを亢進してFKκβ、低酸素誘導因子1（HIF－1）、activator protein 1（AP－1）などの転写因子を活性化してTNFαやレプチン、IL－6などのアディポサイトカインの産生異常を誘導します（Lavie et al, 2003）[197]。最近、低アディポネクチン血症のOSAHS患者の夜間アディポネクチンレベル低下症例に、経鼻的持続的気道内陽圧呼吸法（NCPAP）を一晩行うとアディポネクチンレベルが上昇する事実が報告されました。

4　脂肪細胞の質的異常

《序論》

肥満症はBMI25以上の肥満で、①肥満に起因する健康障害を合併する、②将来、健康障害を発症するリスクが高い内臓肥満型、と診断されて減量治療が必要な疾患です。日本肥満学会は①の肥満に起因する健康障害を2006年の肥満症治療ガイドライン[198]で「脂肪細胞の質的異常による肥満症」と「脂肪細胞の量的異常による肥満症」に分類しました。本症のテーマの前者は内臓脂肪の過剰蓄積に起因する健康障害を併発した肥満症で（Fujioka et al, 1987）[199]、疾患として耐糖機能障害・2型糖尿病、脂質代謝異常、高血圧症、高尿酸血症・

痛風、脂肪肝、冠動脈疾患、脳梗塞が指摘されています。

(1) 脂肪分布関連因子

内臓脂肪と皮下脂肪への影響因子は性差、年齢、食事、運動、喫煙、ストレス、遺伝性素因などです。性差、年齢は男性型肥満、女性型肥満とも呼ばれる内臓脂肪(男性)、皮下脂肪(女性)の蓄積が特徴です。また、男性は加齢で内臓脂肪が増加しますが、女性は有経時には内臓脂肪蓄積は少なく、閉経後に男性と同様に内臓脂肪が増加します。エストロゲンが内臓脂肪をコントロールしているためです。

運動は皮下脂肪より内臓脂肪を低減します。例えば、相撲力士は明らかな肥満体型ですが、意外な事に内臓脂肪は少ないのです。運動が内臓脂肪蓄積を抑制しています。また、喫煙、ストレスは視床下部－下垂体－副腎皮質系を活性化して内臓脂肪を蓄積します。一方、遺伝的素因として、体脂肪の分布に関連する遺伝子が明らかになっています。

(2) 内臓脂肪蓄積による健康障害

内臓脂肪蓄積が原因の疾患は2通りの発症機序があります。第一は内臓脂肪は代謝活性が高く、エネルギー摂取時の脂肪合成能とともに空腹時や運動時の脂肪分解能も高いという細胞特性と、腸管膜や大網の脂肪組織が主の内臓脂肪はその代謝産物が門脈を経由して肝臓に直接流入し易いという解剖学的な特徴と関係します。内臓脂肪細胞から門脈を経由してトリグリセライドの分解産物の遊離脂肪酸（ＦＦＡ）やグリセロールが肝臓に大量に流入します。ＦＦＡは脂肪合成の亢進やインスリン感受性を低下させて脂質異常症、耐糖能異常、高血圧の原因になります。また、グリセロールは肝臓で糖に変換されて高血糖の原因になります。

第二の発症機序は肝臓から分泌されるアディポサイトカインです。内臓脂肪蓄積時にはインスリン抵抗作用があるＴＮＦα、レジスチン、血栓形成に関係するＰＡＩ－１、高血圧症の原因になるアンジオテンシノーゲンなどの分泌が増加して、抗糖尿病・動脈硬化・炎症作用があるアディポネクチン分泌が低下します（Matsuzaka et al, 2004）[200]。

①インスリン抵抗性・耐糖能障害

内臓脂肪が蓄積すると門脈系から大量のＦＦＡやグリセロールが肝臓に流入します。ＦＦＡはインスリン受容体のリサイクリングを抑制、肝細胞表面の受容体を減少させてインスリン結合能を低減してインスリン抵抗性・末梢高インスリン血症の原因になり、さらにはブドウ糖－脂肪酸シャントで肝臓の糖放出を亢進します。尚、内臓脂肪が過剰に蓄積するとＴＮＦα産生が亢進、アディポネクチン産生は低下してインスリン抵抗性がさらに高くなります。

②質代謝異常

肝臓に流入した大量のＦＦＡはアシルCoA合成酵素（ＡＣＳ）活性を高めＴＧ合成を亢進します。インスリン抵抗下ではアポタンパクＢの分解が低減するために脂質とアポタンパクＢが結合して低比重リポタンパク（ＶＬＤＬ）を形成するミクロソームトリグリセライド転送タンパク（ＭＴＰ）機能が亢進してＶＬＤＬ分泌量が増加します。通常は血中に分泌されたＶＬＤＬはリポタンパクリパーゼ（ＬＰＬ）でＴＧが加水分解されて中間比重リポタンパク（ＩＤＬ）に転換しますが、ＬＰＬはインスリンの強い影響を受けるのでインスリン抵抗下では作用が低下してカイロミクロン（ＣＭ）やＶＬＤＬなどＴＧ含量が多いリポタンパクの異化障害が起きます。このためにＶＬＤＬ、ＣＭレムナント、ＶＬＤＬレムナントが増加します。ちなみにレムナントは〝残骸〟を意味します。

　ＨＤＬはＣＭ，ＶＬＤＬなどＴＧが多いリポタンパクがＬＰＬで異化される際に表面組成物から生成されて成熟しますが、異化障害が起こるとＨＤＬ2生成が低下します。また、内臓脂肪蓄積で肝性リパーゼ（ＨＴＧ）活性が上昇してＨＤＬ2からＨＤＬ3への転換が促進するとＨＤＬが低下します。一方で、ＴＧが多いＣＭ，ＶＬＤＬが増加するとコレステロールエステル転送タンパク（ＣＥＴＰ）を介してＣＭ，ＶＬＤＬのＴＧとＬＤＬまたはＨＤＬのコレステロールが置換されるためＴＧは増加してコレステロールが低下します。さらに、ＴＧを分解するＨＴＧＬが作用すると小粒子のＬＤＬ（小粒子高密度ＬＤＬ）とＨＤＬが生成されます。小粒子ＬＤＬはＬＤＬ受容体への親和性が弱く酸化されやすいので動脈壁のマクロファージに取り込まれて動脈硬化の原因になります。以上のように内臓脂肪が蓄積すると高ＴＧ血症、低ＨＤＬ血症、高小粒子ＬＤＬ血症、高レムナント血症になります。以上については第二章の「高脂血症」で詳しく説明しました（図2）。

③血圧

内臓脂肪型肥満はしばしば高血圧症を併発します。その機序は諸説ありますが、従来は糖・脂質代謝異常、アディポサイトカインの分泌異常に起因する動脈硬化、また内臓脂肪への血流増加による心拍出量増加が主因と考えられてきましたが、近年ではインスリン抵抗性が注目されています。インスリン抵抗性は代償的高インスリン血症を起こし、腎Na代謝、交感神経系、レニン・アンジオテンシン（RA）系機能亢進、血管平滑筋細胞増殖による血管壁肥厚などが高血圧症の原因になると考えられています。特に交感神経活性亢進と腎臓でのNa再吸収亢進による循環血漿量増加の関与が大きいと考えられています。また、脂肪細胞が分泌するアディポサイトカインの中でレプチン、アンジオテンシノーゲンなどの昇圧物質も原因になります。

④脂肪肝・非アルコール性脂肪性肝炎（NASH）

内臓脂肪肥満では門脈経由で大量のFFAが肝臓に流入するのでTG合成能が亢進しますが、VLDLの産生と血中への放出がTG合成に追いつかない供給過剰になるとTGが肝臓に蓄積して脂肪肝を発症します。脂肪肝はアルコール性と非アルコール性に分類されますが、後者が非アルコール性脂肪肝（NAFLD）です。NAFLDの第一の原因は肥満ですが、その他に2型糖尿病、脂質異常症、高カロリー輸液、飢餓や急激な体重減少、薬物も原因になります。

従来はNAFLDは自覚症状がなく、食事療法で改善するので可逆性の良性疾患と考えられてきましたが、近年炎症と線維化が進行して肝硬変、さらには肝癌を発症する進行性症例が報告されてNASHとして注目されるようになりました。その発症率はNAFLDの10％程度です。NASHの発症原因にインスリン抵抗性による酸化ストレス、炎症性サイトカイン、アディポサイトカイン、FFAなどが取り沙汰されていますが、詳細は未だに定かではありません。

⑤高尿酸血症

内臓脂肪蓄積による血清尿酸の上昇機序は尿酸産生増加と尿酸排泄低下の二通りあります。尿酸産生増加は門脈中のFFA増加で肝臓のTG合成が増加する過程でNADP－NADPHを介した ribose-5-phosphate の増加による5－ホスフォリボシル1ピロリン酸（PRPP）への de novo 合成系（数種類の異なる合成系）が亢進するためです。一方の排泄低下はインスリン抵抗性・高インスリン血症によって近位尿細管でNaと有機酸の再吸収が亢進する際に有機酸が尿酸トランスポーターの尿酸トランスポーター1（URAT1）で分泌されると同時に尿酸が再吸収されるので結果的に尿酸排泄が減少します。

5　脂肪量の量的異常による肥満症と合併症

《序論》

脂肪細胞の異常には前述の質的異常による肥大化に伴うインスリン抵抗性の代謝異常と増

殖能力が高い故の量的異常による肥満があります。高度肥満は軽度ないし中等度の糖尿病、高血圧、脂質異常などの代謝異常の併発に加えて、脂肪の重量や体積増加が原因になります。代表的な合併症は以下の病態です。

（1）睡眠時無呼吸症候群

肥満は睡眠時無呼吸の原因になります（Vgontzac et al, 2000）[201]。特に閉塞型睡眠時無呼吸・低呼吸症候群（ＯＳＡＨＳ）が多く、従来はピックウイック症候群と呼ばれていました。肥満が進行すると上気道の軟部組織が増加して気道が狭小化し、さらに肺機能上の残気量も変化して睡眠時に気道内が陰性になって気道閉塞が起きます。本症は内臓脂肪型に多く（Vgontzac et al, 2000）[201]家族からいびきの激しさで発見されます。また、昼の居眠りが多く、仕事の能率は低下します。

（2）肥満腎症

高度肥満者は尿タンパク検出率が高率です。原因は肥満による糖尿病、高血圧による腎障害の進行のためと考えられてきましたが、最近では高度肥満が原因の腎障害が透析の適応になるほど重症化する腎性肥満が報告されています。肥満腎症は減量治療で尿タンパク排出量が低減します（永山，2004）[201]。

肥満の尿タンパク発現機序は未だ明らかではありませんが、血圧上昇と糸球体内圧上昇による糸球体濾過圧の上昇と関係があると考えられています。具体的には交感神経の活性化、レニン・アンジオテンシン系の活性化、血行力学的障害です。腎臓は小動脈、微小動脈の集合臓器ですから、肥満に起因する高血圧、インスリン抵抗性、脂質異常などの悪影響を複合的に受けます。

(3) 変形性関節症

変形性関節症は加齢とともに増加し、60歳以上で40％の人に何らかの症状や病的所見を認めます。なかでも、下肢の膝関節症は肥満と深く関係します。代表的自覚症状は不快感、関節重感、動作時の疼痛、他覚的所見は関節の腫脹、関節液貯留、可動性の制限です。またX線像では関節裂隙の狭小化、軟骨のびらん、当該関節下部の骨委縮が特徴的です。変形性関節症と体重の関係を調べた研究（腰野，1995）[202]によると62・3kg，55・4kgの男女を58・7kg，52・6kgの男女とそれぞれ比較すると前者の高体重群で発症が有意に高率でした。したがって、肥満は膝関節症、股関節症の増悪因子です。減量治療の効能を調べるとBMI3以上低下群は不変群より臨床的な改善が認められます。

(4) 卵巣機能不全

肥満で卵巣機能不全による無排卵、無月経などの月経不順が発現し、減量治療で改善します。しかし、極端なダイエットは逆に卵巣機能不全の原因になる事を忘れてはなりません。

〝過ぎては及ばざるが如し〟です。肥満が卵巣機能不全の原因になる理由は、脂肪組織が性ステロイドホルモンの巨大な貯蔵庫であること、脂肪組織に存在する男性ホルモンのアンドロゲンを女性ホルモンのエストロゲンへ転換する酵素のアロマターゼ活性が変調する事、高インスリン血症がインスリン増殖因子（ＩＧＦ－１）を介して卵巣、副腎のアンドロゲン産生を亢進するため視床下部－下垂体－卵巣系の機能不全が起こり卵胞発育－排卵－黄体機能の維持という一連の卵巣機能が失調するためです。また、妊娠中の肥満は高血圧症の原因になって妊娠高血圧症候群（妊娠中毒症）を発症します。

【診断】

1　肥満症の分類とガイドライン

《序論》

肥満は脂肪細胞の数と大きさから脂肪細胞肥満型肥満と脂肪細胞増殖型肥満、また、成因から原発性肥満と二次性肥満、さらには脂肪分布から上半身性肥満と下半身性肥満、内臓脂肪型肥満と皮下脂肪型肥満に分類します。「肥満症ガイドライン２００６」[203]は肥満症を脂肪細胞の質的異常による肥満と脂肪細胞の量的な異常に分類しています。

（1）　肥満の分類

①肥満の脂肪細胞の数と大きさによる分類

1960年代にロックフェラー大学のヒルシュらは脂肪細胞の数と大きさから肥満を脂肪細胞増殖型肥満と脂肪細胞肥大型脂肪に分類しました。脂肪細胞増殖型肥満は若年発症で中等度から高度の肥満に高率で、代謝障害発症は低率です。本肥満は減量治療で脂肪細胞のサイズは縮小しますが数が減少しないので減量治療の効能が低い治療抵抗性肥満です。脂肪細胞肥大型肥満は成人発症が多く代謝異常発症が高率です。この分類によって肥満学が内分泌学から独立しました。脂肪細胞のサイズ測定には針吸引などの生検が必要ですが、内臓脂肪の測定は実質的に困難で臨床的には有用性が低い分類法です。

②原発性肥満と二次性肥満

肥満の95%以上が原発性肥満（単純性肥満）です。原発性肥満は家庭的、経済・文化的要因などの環境因子、食習慣、運動不足、精神的因子、神経やホルモンなどの調節異常の諸因子が複雑に絡んで発症します。従来は原因不明の肥満は単純性肥満に分類しましたが、原因は単純ではなく症候性が明らかになったため二次性肥満と診断されるようになりました。[204] 二次性肥満には外科療法や補充療法で治療可能な症例が存在するので、それらが適応の視床下部性肥満や内分泌性肥満の診断は重要です。遺伝性肥満にバルデー・ビートル症候群（網膜ジストロフィー、多指症、知能発育不全を伴う肥満）、プラダ・ウィリー症候群（筋緊張低下、性腺発育不全、知的障害を伴う肥満）などがあり、最近ではレプチン欠損症、レプチン受容体欠損症、メラノコルチン受容体異常症なども報告されています。

③肥満体型分類

１９４０年代にヴォーグ（Vague, 1947）[205]は上肢と大腿部の周囲径と皮膚厚から脂肪沈着の比（Ｂ／Ｆ－ＡＭＲ）を算出して上肢に脂肪が多い肥満を男性肥満、大腿部に脂肪が多い肥満を女性型肥満に区別して、男女ともに男性型に糖尿病の合併が多い事を明らかにしました。

１９８０年代になると肥満の合併症発症は肥満の程度ではなく、脂肪の分布部位が糖尿病、脂質異常症、高血圧、動脈硬化性疾患と相関することが報告されました。また、キーゼバッハら（Kissebah et al, 1982）[206]はウエストとヒップの比（Ｗ／Ｈ比）で体脂肪分布異常を診断して、Ｗ／Ｈ比が高い上半身肥満は低い下半身肥満より糖尿病や虚血性心疾患の発症率が高い事を報告しました。また、Ｗ／Ｈ比が高い腹部肥満（中心型肥満）は四肢型肥満（末梢型肥満）より糖尿病や虚血性心疾患を発症しやすい事が前向き研究で明らかになりました（Krotkiewski et al, 1983）[207]。ＷＨＯのメタボリック・シンドロームの診断基準は腹部肥満は男性０・９、女性０・85以上になっています。

ＣＴによる内臓脂肪（Ｖ）と皮下脂肪（Ｓ）比（Ｖ／Ｓ比）で肥満を分類すると、0.4以上の内臓脂肪型肥満は皮下脂肪型肥満より糖・脂質代謝異常や高血圧症の発症が高率です（Fujioka et al, 1987）[208]。内臓脂肪型肥満と皮下脂肪型肥満の分類は従来の男性型肥満と女性型肥満、上半身肥満と下半身肥満、腹部型肥満と末梢型肥満などの分類よりさらに科学的な分類として国際的に認定されました。

（2）肥満症の分類

①肥満と肥満症

肥満は「脂肪組織が過剰に蓄積した状態」です。肥満は厳密には体密度測定法、二重エネルギーX線吸収法（DEXA法、CTスキャン法）による脂肪組織量で診断しますが、現実的に正確で簡便な体脂肪測定法がないので、一般臨床的には、体格指数（BMI）＝体重（kg）／身長（m）^{2}で診断します（松澤ほか，2000）[204]。WHOはBMI30以上を肥満と認定しますが、日本人は25〜30でも耐糖能障害・2型糖尿病、高TG血症、高血圧症の併発が多いので25以上を肥満としています（日本人間ドック学会は男性27・7以上、女性26・1以上としています）。また、標準体重は日本人成人男女で以上の疾患が少ないBMIが22である事実から、身長（m）2×22で算出します。

前述のように、肥満合併症は肥満の程度ではなく蓄積部位が問題で、代謝異常と密接な関係がある内臓肥満を重視します。このため、日本肥満学会の「肥満症診断基準2000」は肥満症と肥満を区別して「肥満に起因ないし関連するか、臨床的にその合併が予想される内臓型肥満」を治療が必要な〝肥満症〟と認定しました（松澤ほか，2000）[204]。

②新ガイドラインによる肥満症の分類

肥満は糖尿病、脂質異常症、高血圧症、動脈硬化症などの生活習慣病の重要な成因で、とりわけ内臓脂肪の蓄積が問題です。脂肪組織はエネルギーの貯蔵庫ではなく、血栓形成に関係するプラスミノーゲンアクチベーターインヒビター１（ＰＡＩ－１）、肥満遺伝子（レプチン）、インスリン抵抗性に関係する腫瘍壊死因子（ＴＮＦα）、動脈硬化抑制因子のアディポネクチンなどの生理活性物質のアディポサイトカインを分泌する内分泌臓器です。新しい肥満症治療ガイドラインの診断基準は、以上の認識から、糖尿病、脂質異常症、高血圧症などの脂肪細胞の質的異常による肥満症が原因の疾患と骨・関節疾患、睡眠時無呼吸症候群などの脂肪細胞の量的異常による肥満症が原因の疾患に粗分類しています。

「肥満症治療ガイドライン２００６」は2型糖尿病・耐糖能障害、脂質代謝異常、高血圧症、高尿酸血症・痛風、冠動脈疾患、脳梗塞、脂肪肝を脂肪細胞の質的異常に起因する疾患として、睡眠時無呼吸症候群、整形外科的疾患、月経異常を量的異常に起因する疾患に分類しています（表13）。脂肪細胞の質的異常による肥満症は糖代謝異常、脂質代謝異常、高血圧などが複合的に関係して動脈硬化性疾患を発症しやすい病態です。

内臓脂肪型肥満は脂肪細胞の質的異常でメタボリック・シンドロームと相関性が高く、動脈硬化性疾患を発症しやすい病況です。内臓脂肪型肥満は立位、呼気状態の臍レベルのウエスト周囲径が男性85㎝以上、女性90㎝以上でスクリーニングします。確定診断はＣＴスキャンによる臍高の腹腔内内臓脂肪面積が男女ともに１００㎠以上の症例です（松澤，2000）[204]。女性の腹囲のスクリーニング基準が大きい理由は皮下脂肪が多いので内

表13　肥満症の分類（日本肥満学会2006）

1．脂肪細胞の質的異常による肥満症
　1）耐糖能異常・2型糖尿病
　2）脂質代謝異常：高コレステロール血症・低HDLコレステロール血症、高トリグリセライド血症
　3）高血圧
　4）高尿酸血症・痛風
　5）脂肪肝：non-alcoholic steatohepatitis（★NASHを含む）
　6）冠動脈疾患：心筋梗塞・狭心症
　7）脳梗塞：脳血栓症・一過性脳虚血性発作

2．脂肪細胞の量的異常による肥満症
　1）骨・関節疾患：変形性膝関節症・変形性股関節症、変形性脊椎症・腰痛症
　2）睡眠時無呼吸症候群・Pickwick症候群
　3）月経異常：月経周期の異常・月経量と周期の異常、無月経・月経随伴症状の異常

★NASH：非アルコール性脂肪性肝炎

臓脂肪面積が同じでも男性より女性の腹囲が大きく測定されるためです。

2　肥満症の診断基準

《序論》

肥満は「脂肪組織が過剰に蓄積した状態」ですが、現実には肥満と判定された集団の中に代謝異常などの病状がない健康例が多数存在します。それらの症例に治療としての減量は必要ありません。一方で、肥満は軽度でも肥満に起因する健康障害を併発する症例が多数存在します。これらの症例は減量治療が必要です。すなわち、病的肥満の〝肥満症〟と診断します。

(1)　肥満の診断

現状では正確、簡便で実用的な体脂肪測定法がないので、ＢＭＩで判定します。日本肥満学会は日本人の健康障害が少ないＢＭＩを男女ともに２２と定めています。22は日本人男女数千人の健康診断のデータを基に、肥満関連各種疾患の合併率とＢＭＩとの関連を解析した結果を根拠にしています（Tokunaga et al, 1991）[209]。このため、従来はＢＭＩ22を理想体重（標準体重）として＋20％のＢＭＩ26・4以上を肥満と判定する事になっていました。

しかし、近年、日本人の肥満が増加するなかで、軽度の肥満で肥満症関連疾患の発症者が

表14　WHOの肥満の判定法

BMI	判定	WHO基準
< 18.5	低体重	Underweight
18.5 ≦ < 25	普通体重	Normal range
25 ≦ <30	肥満1度	Preobese
30 ≦ <35	肥満2度	Obese class I
35 ≦ <40	肥満3度	Obese class II
40 ≦	肥満4度	Obese class III

多い事実が明らかになったために判定基準が見直されました。世界保健機構（WHO）や米国立衛生研究所（NIH）の肥満の判定基準は表14のようにBMI5毎に階級化して、BMI30以上をobese（肥満）、25以上をoverweight（体重超過）と判定します。[210]しかし、我が国の1998年度厚生科学健康科学総合研究事業「日本人のBMIに関する研究」研究班の報告によれば、15万人を対象にしてBMI階級別の肥満症関連疾患発症率を日本人の理想体重BMI22を中央値にBMI20～23・9をコントロール集団とすると、BMI中央値が25のBMI24～25・9の集団は高血圧症や高中性脂肪血症などの疾病合併オッズ比が2以上で有意に高い事が分かりました（吉池ほか，1998）[211]。

また、米国シアトルの日系人を対象にした同様な研究で糖尿病の発症率がBMI25以上で有意に高いことが明らかになっています（McNeely et al, 2001）[212]。本来、日本人の2型糖尿病は耐糖能障害の程度が同じでもBMIが有意に低値で、経過中の体重増加が少ない事が特徴です。近年、アジア系米国人の年齢・性とBMIを調整して米国人と比較すると糖尿病罹患率は1.6倍です（McNeely et al, 2004）[213]。

この理由は、日本人を含めたアジア人は欧米人よりBMIが同じでも体脂肪率が高い、腹腔内内臓脂肪集積が高い、β細胞の予備能が低いためです。BMI30以上の日本人成人は2～3％と低率で軽度の肥満が特徴です。しかしながら、最近20年間で男性と閉経後女性の平均BMIの増加傾向が顕著で肥満人口は確実に増加しています。2002年の調査によるとBMI25以上の男性は30～60歳代、女性では60歳以上の30％以上です。[214]

（2） 肥満症の診断基準

〝肥満症〟は疾患として取り扱うべき肥満で、減量治療で病態の改善ないし病勢の進行停止が可能な疾病です。肥満症の診断はまずBMI25以上で肥満と判定して、その中で肥満関連疾患を併発する症例を肥満症と診断します。また、併発していなくてもハイリスク肥満の内臓脂肪型肥満をスクリーニングするために臍高のウエスト周囲径が男性85㎝以上、女性95㎝で腹部肥満と診断し、最終的には腹部CTスキャンで内臓脂肪面積が100㎠以上の症例を内臓肥満を判定し、最終的に肥満症と診断します。肥満症関連疾患は全て減量治療で病状が改善します。

また、脂肪細胞の質的異常が原因の肥満症と量的異常が原因の肥満症は、前者は肥満度がBMI25～30の肥満で主として内臓脂肪型ですが、後者は皮下脂肪型と内臓脂肪型の如何を問わずにBMIが30超の体脂肪の絶対量増加による高度の肥満に起因する疾患です。両病型の肥満症は減量目標や治療法が異なります。質的異常肥満症の減量目標は原体重のマイナス5％で、治療は食事療法と運動療法ですが、量的異常肥満症の減量目標はマイナス10％で、運動療法は身体的にマイナス要因なので薬物療法が必要です。

【治療】

1 食事療法

（1）肥満の成因

肥満の原因はエネルギー出納の不均衡で、消費エネルギーに比較して摂取エネルギーの増大状況が長時間持続したために、余分なエネルギーが体脂肪に合成された病況です(Spiegelman, et al, 2001)[215]。一方で生体には神経系や内分泌系が関与するエネルギー出納のバランス維持機構が存在するので、一時的に過食しても、エネルギー過多状態が長期間持続しないように、エネルギー代謝の恒常性は維持されます。このようなエネルギー代謝の恒常性の維持には摂取エネルギーと消費エネルギーのバランスが必要です。

摂取エネルギーと関係する摂食調節は視床下部の大脳辺縁系などの中枢神経だけでなく、脂肪細胞や腸管などの末梢組織も重要な役割を担っており、各種の神経ペプチド、神経線維、迷走神経、グルコースなどの代謝産物が複合的に調節しています。中枢神経はエネルギー源として血中のグルコース濃度を感知して肝臓のグルコース産生をコントロールすることは知られていましたが、最近になってインスリンやレプチンなどのホルモンや遊離脂肪酸などの栄養素が中枢神経に作用してグルコース産生をコントロールしていることが明らかになりました。

一方で消費エネルギーに基礎代謝（安静時代謝）、活動代謝、特異動的作用（ＳＤＡ）があります。高年齢や運動不足は基礎代謝や活動代謝が低下して肥満の原因になります。しかし、加齢によるやせや運動負荷では必ずしも体重が減少しません。エネルギー消費のカギは特異動的作用です。従来は特異動的作用は食後の栄養素の消化、吸収に必要なエネルギー消費の増大として考えられました。しかし、食事直後に自律神経を介するエネルギー消費の増大が確認されたことで食事誘発性熱産生（DIT）の存在が明らかになりました（Tappy et al, 1996）[216]。DITは食事行動によるエネルギー消費です。DITは食事組成で異なりますが、摂取エネルギーの10％程度になります（Westerterp et al, 2004）[217]。

（2）肥満症の食事療法

肥満症は摂取エネルギーが消費エネルギーを上回るための体脂肪合成の亢進が原因なので合成抑制を目的に食事療法を行います。内臓脂肪を特異的に減少する食物があればよいのですが、食事の作用は一食品に依存するのではなく、また、各種食品は一成分で構成されていないので、仮にそのような食品が存在しても、その食物の長期間摂取は現実的ではありません。このため、昨今の健康食品・サプリメントブームは原理的に誤っています。このため、本症の食事療法の原則は体内にエネルギー不足状態を作り出して、不足するエネルギーを体脂肪の分解で産生する状況を作ることです。

まず、摂取エネルギー量をコントロールします。現在までの研究報告によれば、低カロリー食は体重や体脂肪を減少し、それに伴って、血糖、血清脂質、血圧などを低減・低下できます。ノリスら（Noriss et al, 2004）[218]のメタアナリシスによると、食事療法は通常の治療よりさらに1.5％体重を低減して前後の比較で3.1％の減量ができます。肥満症治療は減量体重の維持が重要で、長期間の減量体重維持に重要なポイントは、①運動量の増加、②低カロリー・

低脂肪食の日常化、③朝食摂取の日常化、④体重測定の励行、⑤食事パターンの維持、⑥リバウンドの予測、です（Wing et al, 2005）[219]。ちなみに1年間の比較で最も効果があったのは超低カロリー食（1000kcal/日未満）の13・4kgで、ついで低カロリー食（1000～1600kcal/日）と運動療法の併用です（Avenell et al, 2004）[220]。摂取エネルギーのエネルギー源が糖質か脂肪かは多くの議論がありますが、パンザーら（Panzer et al, 2004）[221]は低糖質食は低脂肪食より6カ月で約4kg、1年では2kgの減量が可能としました。低糖質食と低脂肪食はいずれもTGを低減して、HDLを上昇させますが、1年以上経過するとその効果は消失します（中村，1999）[222]。身体機能が低糖質食と低脂肪食に順応するためです。この事実は長期の同じ食事療法の効能の限界を示唆しています。具体的には体重を1kg減量するにはそれに相当するエネルギー量の7000kcalの不足状況を作り出します。つまり、消費エネルギー（運動量）を増大させて、摂食エネルギー量（食事量）を低減します。この際、エネルギー量の調節が重要です。食事による減量中でもすべての栄養素を不足なく摂取する事が必要で、食事の全体量を減らす発想は栄養学的に問題があります。

このため、運動療法と食事療法の併用でエネルギー出納を調節する事が好ましく、1カ月で1kgの減量が目的の場合は運動療法を100kcal増大して、食事療法で140kcal低減すれば無理ない体脂肪と腹囲の低減が可能です。加えて、肥満症の治療には行動修正が重要です。食事は日常生活の主要行動ですから、行動修正を同時に行うと効果的です。行動修正の重要なポイントを表15に示しましました（表15）。

表15　減量に必要な行動修正

1．食品の購入：衝動買いを防ぐために食後に買い物をする。
2．食品の管理：残飯処理をしないために必要量だけ料理する。
3．食品の保存：目に見えないところに保存する。
4．食事の時間：夜食の禁止。
5．食事の時間：早食いの禁止。
6．食事の回数：欠食の禁止。
7．食事の分配：まとめ食いの禁止。
8：食事の感覚：おいしく食べる。

2　運動療法

《序論》

医学にはＥＢＭ（科学的根拠）が必要です。米国、フィンランド、中国、我が国の疫学的調査で食事、運動などの生活習慣への介入で耐糖能障害患者の糖尿病発症率低下が明らかになっています。一方で生活文明化による身体運動の減少と欧米化した高脂肪・高タンパク食による内臓脂肪蓄積に起因する肥満などの生活習慣病が増加しています。厚生労働省は生活習慣病への対策として「健康日本21」を策定して「健康増進法」を制定しました。また、２００６年には「健康保険運動指針２００６」を公表しました（佐藤ほか，2008）[223]。

（1）身体活動と肥満症の疫学的研究

①看護師健康研究（米国）

女性の看護師を対象に16年間の食事とライフスタイルを追跡した調査研究があります。この研究によると1週間に1回以上何らかの運動を行っている群では2型糖尿病の発症が有意に低率でした。また、軽度と強度な運動の発症予防効果は同じでした。さらに、過体重や肥満はメタボリック・シンドロームの発症予知因子になり、運動や食事で健康的な生活習慣を導入すれば2型糖尿病の発症を予防できることを明らかにしました。

②糖尿病予防研究（中国）

耐糖能障害例を治療別に無作為に割り付けて、6年間積極的に介入した中国の研究があります。この研究では2型糖尿病の発症率が食事療法単独群31%、運動療法単独群46%、食事・運動療法併用群で42%低下しました。運動療法単独群が最も高率な事実に注目してください。介入中止後14年間の追跡調査によると、糖尿病の年間発症率はコントロールの11%に対して介入群が7%と有意に低率で、20年間の累積発症率はコントロールの93%に対し80%と有意に低率でした。以上の結果から、6年間の生活習慣の介入がその後の14年間、2型糖尿病発症を低下させる事になります（Li et al, 2008）[224]。

③肥満学生追跡調査研究（日本）

肥満学生を合宿セミナーで管理栄養士と体育教官が食習慣と運動習慣を12年間指導した日本の研究があります。指導18年後の追跡調査で肥満改善群は非改善群に比較して日常的な身体活動レベルが高くなっていました（Fujii et al, 1198）[225]。

④糖尿病予防研究（フィンランド）

この研究は肥満耐糖能障害例を食事、運動の生活介入群とコントロール群に分けて平均3.2年経過観察しています。結果は、介入群は糖尿病発症率がコントロール群より58%低下しました。また、介入の有効性を年齢、ＢＭＩ、食習慣、運動習慣をスコアー化して層別化すると、最も重症な高齢者群で介入効果が高くなりました（Lindstanrom et al, 2008）[226]。

⑤糖尿病予防プログラム（米国）

肥満耐糖能障害例を追跡調査すると、食事と運動（速歩毎週150分）による生活習慣の積極的改善で体重が7％低下しました。その効能効果はビグアナイド系の経口糖尿病薬のメトホルミンより大でした。尚、日本でも同様な糖尿病予防プログラムが行われましたが、生活習慣介入群では2型糖尿病発症率が低下しています。

⑥思春期身体活動安静行動介入試験（フランス）

身体活動量は個体のインスリン抵抗性（HOMA－R）と炎症反応（IL－6）が負の相関関係にあるのに対し、体脂肪量や体脂肪分布とは相関関係がありません。したがって、身体活動はエネルギーバランスや身体組織への効果だけでなく、インスリン抵抗性や炎症反応などの心血管疾患への予防面から重要です（Platat et al, 2006）[227]。

⑦トレーニング量研究（フィンランド）

身体トレーニングと食事制限の治療効果を4年間追跡した研究（Hassinen et al, 2008）[228]によると、心肺機能（VO_{2max}）が低下するとメタボリック・シンドローム発症率が高くなるのでトレーニングによる心肺機能の維持はメタボリック・シンドローム予防に重要な意味があります。

（2）身体運動の内分泌学的効果

①急性代謝効果

運動筋の収縮は大量のエネルギーを消費するので、食事療法と併用すると肥満症の予防と改善に効果的です（佐藤ほか，2008）[223]。

交感神経刺激の脂肪分解能は内臓脂肪組織の方が皮下脂肪組織より大きい事が分かっています（Iwao et al, 1997）[229]。つまり、運動療法は外見上の肥満是正よりメタボリック・シンドロームに効能が高いのです。

筋肉のエネルギー源は糖質と遊離脂肪酸（ＦＦＡ）の両者を利用しますが、その利用率は運動の程度で違います。強い運動はグルコースの利用率が高く、最大運動の無酸素運動ではＦＦＡは利用されません。

このため、肥満症に対する運動療法は脂肪組織の脂質を利用するために中等度以下（乳酸性閾値：ＬＴレベル—運動血中乳酸レベルが顕著に上昇するレベル）が望ましい事になります。尚、軽・中等度強度のレジスタンス（筋力）運動も脂肪を分解します。しかし、肥満者と非肥満者の日常生活の運動の調査によると両者の著明な差異は運動ではないエネルギー消費（ＣＣＫ）にあるので「こまめに体を動かす」事が重要です。

②トレーニング効果

食事制限と身体トレーニングの持続で、腹部内臓脂肪を中心に体脂肪が減少して体重は減少しますが、筋肉などの除脂肪体重（ＬＢＨ）は変化ありません。また、肥満者、肥満糖尿病は筋肉などの末梢組織のインスリン感受性が改善します。インスリン抵抗性の改善は１日の歩数と有意に正相関します。これに対して、運動療法をしない極端な食事療法は減量できても体脂肪が減少しないのでインスリン抵抗性は改善しません（佐藤ほか，2008)[230]。

しかし、最大酸素摂取量（VO_2 max）に影響を与えない軽・中等度強度の身体トレーニングでも長期間行えばインスリン感受性は改善します（佐藤ほか，2008)[230]。ジョギングに代表される有酸素運動は、重量挙げのような無酸素運動よりインスリン感受性改善が著明です（佐藤ほか，2008)[230]。また、ジョギングが不可能な高齢者にはチューブやダンベルを使用するレジスタンス（筋力）トレーニングも有効で（佐藤，2008)[230]、2型糖尿病のインスリン感受性も改善します（Mirsa et al, 2008)[231]。

また、乗馬様多動的運動機器（ジョーバ™）による運動は騎乗時の姿勢を保持するために下肢や躯幹の骨格筋が収縮するので、糖・脂質などのエネルギー消費が増大するダイエット効果があり長期間行えばインスリン感受性が改善します（Kubota et al, 2006)[232]。ただし、以上のトレーニングで獲得したインスリン感受性の改善は3日以内に低下して1週間で完全に消失する（佐藤ほか，2008)[230]ので、継続に意味があります。

身体トレーニングによる糖尿病や心血管障害の予防効果は抗炎症作用によります。脂肪細胞はＴＮＦαやアディポサイトカインを分泌してインスリン抵抗性を発生します。一方で骨格筋が収縮するとＩＬ－6などのマイオカインを分泌してＴＮＦα起因性のインスリン抵抗性を低減して、さらには脂肪分解促進と脂肪酸酸化作用を果たしてＩＬ－10を介する動脈の抗炎症作用を示します（Peterson et al, 2005)[233]。

身体トレーニングの励行で血中のＴＧ低下、ＨＤＬ上昇、さらには高血圧の改善などの総合的な抗動脈硬化作用が期待できます（佐藤ほか，2008）[223]。また、基礎代謝や食事誘導性熱産生が増大して、安静時の筋肉の脂質作用が増強します（佐藤ほか，2008）[223]。

（3） 運動療法の実際

①適応とメディカルチェック

ＢＭＩ30未満のメタボリック・シンドロームは運動療法が第一選択治療です[238]。運動療法に先立ってトレーニングで病態が悪化する膝や足の関節などの障害をあらかじめチェックしておきます。体重が７％低減すると糖代謝が改善しますが、当面の目標は５％減です[238]。これに対して、ＢＭＩ30～40の症例は超低カロリー（ＶＬＣＤ）に水泳、水中歩行などの下肢関節に負担を与えない運動療法を併用して、治療目標を５～10％減とします[238]。

②運動療法の実施方法

身体運動で脂肪が分解して産生されるＦＦＡはβ酸化を受けてアセチルCoAになりＴＣＡ回路で代謝されます。このため、肥満症に有効な運動は有酸素運動です。具体的には、散歩、ジョギング、ラジオ体操、自転車エルゴメーター、水泳などの有酸素運動を中等度強度（脈拍：１２０／分、60～70歳は１００／分）で１回30分、週３回以上行います。筋肉が萎縮した高齢者には前述の軽・中等度の筋力トレーニングを併用します（佐藤，2008）[223]。また乗馬様多動的運動機器による運動は下肢の関節に負担がないので適宜取り入れます（Kubota et al, 2006）[232]。特別な運動ができない人はエレベーターに乗らないで階段を昇降するなどライフスタイルを変更します。歩数計では運動強度や継続時間が不明なのでそれらが分かる生活習慣記録計（ライフコーダ™）は日常生活の運動量の把握に有用で、歩数計の場合は１日一万歩以上を目標に指導して、外来受診時にチェックします（佐藤ほか，2008）[223]。肥満２型糖尿病でもウオーキングを増やせば脂質酸化が改善します（Trenell et al, 2008）[239]。また、ＮＥＡＴも肥満防止に有効ですから「こまめに体を動かす」ように指導します。

3　薬物療法

《序論》

医薬品の７大市場の米国、日本、フランス、ドイツ、イタリア、スペイン、英国のＢＭＩ25以上の肥満者数は２０００年では９５００万人でしたが、２０１０年には１億３９００万人に増加しました（Melnikova et al, 2006）[240]。しかし、世界一の肥満国の米国でも食品医薬品局（ＦＤＡ）が認可した抗肥満薬はセロトニン・ノルアドレナリン再取り込み阻害薬のシブトラミン（メリディア™）と腸でのリパーゼ阻害薬のオルリスタット（ゼニカル™、ロッシュ）だけです。しかし、両製剤の体重減少効果は満足すべきものではなく、副作用も問題になって期待されたマーケットサイズを獲得できていません。尚、シブトラミンは我国では２００７年にエーザイ社が医薬品製造販売承認を申請しましたが、２００９年に却下されました。

本書は薬価収載されているマジンドール（サノレックスTM、ノバルティス）と薬価収載される可能性が高いとされた（最終的に却下されました）セチリスタット（オブリーンTM、武田）、可能性が高いロルカセリンTM（エーザイ）を解説します。

(1) マジンドール

《概説》

適応はＢＭＩ35以上の高度肥満症で、薬事法で習慣性医薬品と劇薬に指定されているために投与期間が3カ月に限定されています。薬理作用は覚醒剤のアンフェタミンに似ています。食欲中枢への直接作用と神経細胞のシナプスでドーパミン、ノルアドレナリン、セロトニンの再取り込みを阻害して消費エネルギーを促進して食欲を抑制する交感神経作用アミンです。動物実験で依存性と短期間での耐性が確認されています。本製剤には覚醒剤作用があります。覚醒剤の依存性は精神的依存と耐性が原因です。禁忌はアルコール・薬物依存の既往、不安、異常興奮又は統合失調症などの既往です。

◆サノレックス錠0.5㎎TM

〈適応〉あらかじめ適応した食事療法および運動療法の効果が不充分な高度肥満症（肥満度＋70％以上またはＢＭＩ 35以上）における食事療法および運動療法の補助[32]

〈副作用〉◇軽症：口渇、悪心・嘔吐、便秘、不眠、頭痛、動悸、◇重症：依存性、肺高血圧症

〈禁忌〉①本剤に過敏症の既往、②緑内障、③重症の心障害、④重症の膵障害、⑤重症の肝・腎障害、⑥重症高血圧症、⑦脳血管障害、⑧不安・抑うつ・異常興奮状態、精神分裂症等の精神障害、⑨薬物・アルコール乱用歴、⑩モノアミン酸化酵素阻害剤投与中方は投与中止後2週間以内のもの、⑪妊婦・妊娠している可能性の婦人、⑫小児(32)

(2) セチリスタット

膵臓が分泌するTG分解酵素リパーゼの阻害薬です。TGはそのままでは腸管から吸収されないのでリパーゼで脂肪酸とグリセロールに分解されて吸収されます。セチリスタットはリパーゼの機能を阻害してTG吸収を抑制します。臨床試験で投与開始2週間後からプラセボより有意な体重の低減が確認されました。また、糖尿病の指標のHbA1cや空腹時血糖値、血中のTG，LDLは低下し、HDLは上昇します。さらに血圧も低下します。副作用は糞便の脂質排泄量増加に起因する下痢や脂肪便です。尚、オブリーン™（武田）の医薬品製造販売承認申請は2013年の11月13日に中央社会保険医療協議会で却下されました。プラセボより体重減少率が2%と低い事が却下理由でした。

(3) ロルカセリン

ロルカセリンはセロトニン2C（5-HT2C）受容体の選択的アゴニストです。FDAによれば同受容体を刺激すると少量の食事でも満腹感が得られます。セロトニンの受容体は5

－HT$_1$から5－HT$_7$までの7ファミリーから構成され、さらにサブタイプに細分化され、現在まで14種類の受容体が確認されています。ロルカセリンは5－HT$_{2C}$受容体を刺激します。同受容体は性機能と社会的相互作用などとも関係があります。過去に同様なセロトニン受容体アゴニストのフェンフルラミンという製剤がありましたが、心臓弁膜症の原因になる事が判明して販売は中止になって回収されました。フェンフルラミンは心臓弁の5－HT$_{2b}$受容体を刺激する事が問題でしたが、ロルカセリンは同受容体を刺激しません。米国ではBMI27以上の肥満が適応です。副作用は頭痛、めまい、倦怠感、糖尿病患者の低血糖です。また、性機能の低下が心配されています。

(4) 漢方方剤

古来より肥満症の漢方療法は〝あぶら太り〟に防風通聖散、〝かた太り〟に大柴胡湯、〝みず太り〟に防已黄耆湯とされてきました。このため、この三方剤に中心に述べます。何れの方剤も随証療法が原則です。( ) 内は八綱、気・血・水「証」[38]です。

防風通聖散（実・少陽・半表半裏・熱、水毒）は所見・症状として腹部が膨満して太鼓腹を呈し高血圧や湿疹を併発した肥満症に効能が高いことになっています。脂肪組織の分解促進作用によって6カ月で3 kg前後の減量効果、内臓脂肪減少が報告されています（吉田，2008）[241]。本方剤の証は「実、熱」ですから、当然便秘例が多くなりますが、本方剤で便秘が脂肪便として下痢化する症例で肥満に対する効能が高くなります。西洋薬のリパーゼ阻害薬と同様な腸管での脂質吸収阻害作用が考えられます。

逆に言うと便秘に効能がない症例には抗肥満効果は期待できません。本方剤が有効な肥満症は〝あぶら太り〟ですから、西洋医学的には外見的な肥満（皮下脂肪型肥満）、つまり女性型の肥満症で、閉経以前の女性が適応と考えられます。しかし、太鼓腹は上半身肥満（男性型肥満、内臓型肥満です）です。臨床研究では肥満女性81例を対象に食事療法と運動療法の後に防風通聖散群とコントロール群に割付して体重、内臓脂肪量、ＨＯＭＡ－Ｒを検討すると防風通聖散群で有意に低減しました。以上の結果から内臓脂肪量を減少してインスリン抵抗性を改善すると結論しています（Hioki et al, 2008）[242]。尚、本方剤は構成生薬に麻黄を含有するので虚血性心疾患、睡眠時無呼吸症候群の併発症例は突然死の原因になる可能性があるので注意が必要です。

大柴胡湯（実・少陽・半表半裏・熱）は上腹部が緊満する胸脇苦満[38]が「証」のため内臓脂肪の蓄積が多い上半身肥満の便秘型の症例に有効性が高いと考えられます。〝かた太り〟は内臓脂肪肥満症を意味すると考えられます。しかし、皮下脂肪型の肥満合併例も少なくありません。この事実から、女性は閉経後の症例が多いと推察されます。西洋医学的研究では全体脂肪面積、内臓脂肪面積は投与後4週間で、皮下脂肪は12週間後に有意に減少しました。減少傾向は女性で有意です。その理由をＴＧの減少で脂肪燃焼量が高まるためと説明しています（李ほか，2009）[243]。

また、ＢＭＩ25以上の女性21名を対象にした研究では治療前体重の5％以上減量しました。基礎代謝上昇による消費カロリーの増加、緩下作用の便秘改善による脂質代謝改善のためと考えられます（河上，1994）[244]。

防已黄耆湯（虚・太陰・裏、水毒）は防風通聖散、大柴胡と対照的に虚、太陰証です。色白で疲れやすく浮腫や多汗、尿量減少、関節の腫脹・疼痛を認める肥満症に有効とされています。便通は軟便気味です。〝みず太り〟といわれる20歳前後の若年女性に多いので水分・電解質を調整するエストロゲンの分泌動向に大きな影響を受けるので、肥満の原因は脂肪の蓄積ではなく、水・電解質代謝異常による水・電解質の偏在と考えられます。単純肥満ラットを対象にした防風通聖散との比較研究では、防風通聖散群は糞便が増加したのに対し、防已黄耆湯群は尿量が増加しました（喜多嶋ほか，1993）[245]。

水毒の改善で体重が減少すると考えられますが、腎臓の近位尿細管での抗酸化作用を介する腎保護作用も関係しています（柴崎ほか，1993）[246]。また、卵巣摘出ラットで防已黄耆湯はコントロールと比較して有意な体重減少を認め、脂肪細胞からのＴＮＦ－α産生抑制作用が確認されています（Yamakawa et al, 2007）[247]。また、褐色脂肪細胞組織での熱産生促進作用やレプチン増加による食欲抑制作用も明らかになっています（高倉ほか，2000）[248]。

その他、瘀血を伴う肥満症は桃核承気湯、桂枝茯苓丸、加味逍遙散、当帰芍薬散、水毒を伴う肥満症に越婢加朮湯、気の異常を伴う肥満症に柴胡加竜骨牡蛎湯の有効性が報告されています。

（5）外科療法

《序論》

肥満症治療の基本は食事療法、運動療法、薬物療法です。しかし、ＢＭＩ35以上の重症肥満関連疾患を併発する病的肥満（morbid obesity）の多くはそれらの治療法は最終的に不成功に終わるのが現実です。そのような現状を踏まえ、近年、海外では外科療法が積極的に行われています。我が国でもその一部が平成26年度の診療報酬改定で保険適応になりました。

《適応》

現在、世界的に年間２０万件の肥満症外科手術が行われ、その60％以上が腹腔鏡手術です（Buchwald et al, 2004）[249]。肥満症外科手術には目的に応じて摂食量の抑制、消化吸収能力の抑制、および両者の組み合わせの3タイプがあります。摂食量抑制手術には調節胃バンディング術と胃縮小術があります。

一方の消化吸収抑制術は胆膵バイパス術と胃バイパス術です。現在は腹腔鏡下バイパス術と腹腔鏡下調節性胃バンディング術が主流ですが（Buchwald et al, 2004）[249]、安全性と有効性の観点から、腹腔鏡下スリーブ（袖）状胃縮小術が増加しています。平成26年４月に保険適応になったのも本手術です（図６：３６４１０点）。保険診療の算定要件は「６カ月以上の内科的治療によっても十分な効果が認められず、ＢＭＩが35以上で糖尿病、高血圧症、ま

図6　腹腔鏡下胃縮小術（スリーブ状切除によるもの）

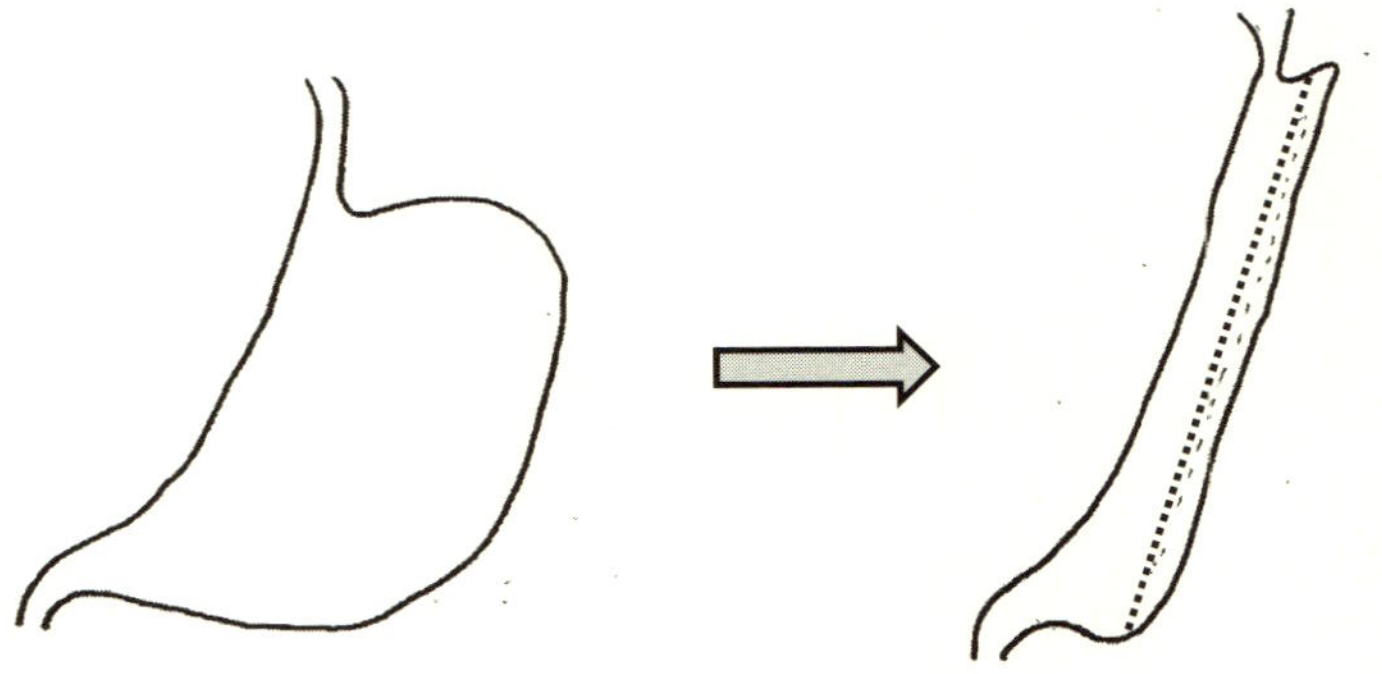

★胃を部分的に切除して残った胃をスリーブ（袖）状にする。

たは脂質異常症のうち一つ以上を合併し、高血圧症、脂質異常症または糖尿病の5年以上の経験を有する常勤の医師（手術を行う医療機関の医師に限る）が治療の必要性を認めている事」としています。本手術の3年以上の長期報告は多くありませんが、空腹感に関係するグレリン低下が注目されています。

肥満症に対する外科手術の適応は1991年、米国国立衛生研究所が、BMI40以上ないし、35以上で重症の肥満関連疾患を併発する症例としました[250]。我が国の保険適応は後者です。しかし、アジア人は欧米人より低BMIでも内臓脂肪が蓄積するのでBMI37以上ないし32以上で肥満関連疾患を併発した症例を適応とすべきとの考えがあります（Lee et al, 2005）[251]。最近は肥満2型糖尿病に対する手術療法が注目され、BMI30程度の症例の十二指腸空腸バイパス術で2型糖尿病の著明な改善が報告されました（Cohen et al, 2007）[252]。インクレチンの活性化と関係があると推測されています。

《減量効果と肥満関連疾患の改善効果》

外科療法の治療効果は、過剰体重減少率（%EWL）＝減少体重（術前体重－理想体重）で評価します。我が国の理想体重はBMI22です。各肥満手術の減量効果は胃バイパス術50〜70%、胃バンディング術40〜60%、スリーブ状胃縮小術30〜70%、胆膵バイパス術60〜80%で、いずれも減量効果は良好で、糖尿病、高血圧症、脂質代謝異常などの関連疾患も著明に改善、時に治癒します。具体的には2型糖尿病の77%、高血圧症の66%が治癒して、高脂血症の83％が改善しています（Buchwald et al, 2004)[253]。最近では長期生存率の改善効果も報告されています。例えば、7000例のコホート研究によると、バイパス術でコントロールより40％生命予後が改善しました（Adams et al, 2007)[254]。死亡疾患は冠動脈疾患、糖尿病、癌で50％以上の改善効果が認められています。

《我が国の現状》

我が国の肥満症への外科手術は1980年代に千葉大学で初めて開腹手術で行われました。垂直遮断胃形成術や胃バイパス術が100例近く行われましたが、他の施設に拡がりませんでした。2000年代になると肥満人口が増加して、肥満関連疾患が問題になってくると、腹腔鏡手術や内視鏡的胃内バルーン留置術が導入され、さらには腹腔鏡下バイパス術やスリーブ状胃縮小術が行われるようになり年間70～80例が施行されました。日本肥満学会の「肥満症治療ガイドライン2006」は適応をBMI40以上ないし35以上で重度の肥満関連疾患の併発症例とし、平成26年度の腹腔鏡下スリーブ状胃縮小術の保険適応に際してもその適応は踏襲されました。保険適応を契機に2型糖尿病や高血圧症が治癒する事実から今後は増加すると思われます。

（6）番外（健康食品とサプリメント）

本症の健康食品とサプリメントにランキングは設定されていません。

①ＤＨＡ&ＥＰＡセサミンＥＸ（サントリー：４９５０円）

主要成分はＤＨＡ・ＥＰＡ含有精製魚油、米胚芽油、セサミン（胡麻）、ゼラチン、ビタミンＥ（大豆）、グリセリン、オリザプラス（玄米）で、４粒（１日量）の含有量はＤＨＡ３００mg、ＥＰＡ１００mg、ＤＰＡ15mg、セサミン10mg、ビタミンＥ 55mgです。セサミンはゴマリグナンに含まれ動物実験でコレステロール吸収の阻害、抗癌作用、抗高血圧作用が報告されていますが、いずれも二重盲検法ではないので信頼性に疑問が持たれています。セサミンの研究は食品業界と利益に関して関連性が強いために利益相反問題が存在するので公正で正確な有効性を評価するのが困難な問題点が指摘されています。魚油の製造過程に水銀やダイオキシンを除去する工程がある事を宣伝しています。妊婦、授乳婦、小児は禁忌としています。

②カロリミット™（ファンケル：１５６３円）

４粒（１日量）に含有される主要成分はギムネマシルベスタエキス67mg（総ギムネマ酸15％）、桑の葉エキス２００mg、鳩龍緑茶エキス２００mg、キトサン１００mg、いんげん豆エキス4.8mgです。ギムネマ酸はガガイモ科ホウライアオカズラの葉から単離される配糖体で抗甘味化合物（甘味抑制物質）です。以前から木の葉を噛んだ後はショ糖の甘味感覚がなくなる事が知られていました。桑の葉が含有する１－デオキシノジリマイシンはブドウ糖類似物質で小腸の糖分解酵素のα－グルコシダーゼに結合してその活性を抑制します。この結果、ショ糖や麦芽糖（マルトース）等の二糖類の分解効率が低下して血糖値上昇を抑制します、妊婦、授乳婦、小児と原料に蟹が含まれるので蟹アレルギーは禁忌です。

《西洋薬か漢方薬かそれともクスリ以外か》

〝度が過ぎた〟病状はＢＭＩではなく高血圧症、脂質異常、高血圧症を併発した場合です。この中で軽度の脂質異常症の併発は〝度が過ぎていない〟単純肥満症（二次性肥満症）に含めてよいでしょう。この場合は食事療法と運動療法を優先し、効果が上がらない場合は漢方薬を併用します。運動療法は美容的な体重減少が目的の皮下脂肪の低減には強度の有酸素運動が必要ですが、生活習慣病と関係がある肥満症（内臓脂肪増加）には軽度、中等度の有酸素運動が重要です。ニート（地球近傍小惑星追跡）もバカにしてはいけません。本症に対する西洋薬は副作用に問題がありすぎるので選択肢に入りません。

◇結論：①に食事療法、②に運動療法、③に漢方薬、西洋薬はなし。

〝度が過ぎた〟場合も食事療法、運動療法、漢方薬を組み合わせ、無効な場合は漢方薬を併用します。それでも、全く効果がない場合は高血圧症、脂質異常症、糖尿病に配慮しつつ西洋薬を慎重に運用します。これでも、メタボリック・シンドローム関連の併発疾患に改善が認められず過食・過飲の習慣が改まらずＢＭＩが35以上の場合は胃のスリーブ状切除術による外科療法を考慮します。

◇結論：①に食事療法・運動療法・漢方薬、②に西洋薬、③に外科療法。

終　章　生活習慣病治療は商業主義に汚染されている

２０１４年の日本人間ドック学会の生活習慣病の新基準は衝撃を与えました。特に製薬会社と内科医にはショックでした。同基準に従うと製薬会社の生活習慣病関連製剤の売り上げと生活習慣病で内科医に受診する患者が半減すると考えられたからです。倒産する製薬会社、医薬品卸売会社、医院も予想されました。歴史的に生活習慣病の基準は断続的に引き下げられて、それに従って患者数が増える趨勢を辿ってきました。

高血圧症を例にすれば私が学生時代に学んだＷＨＯの診断基準のカットオフ圧は１６０／90㎜Hgでした。その後、１５０／85㎜Hg，１４０／85㎜Hg，そしてついに１３５／80㎜Hgにまで引き下げられました。引き下げられる都度に〝高血圧症〟の患者数は増えていきました。現在では実に総人口の40％が高血圧症患者という異常事態になっています。患者の増加に伴って高血圧治療薬の売り上げはうなぎ上りになりました。また、高脂血症（脂質異常症）も総人口の20％以上です。さらには肥満も体格指数（ＢＭＩ）を重視した事で同じような経緯を辿って増加して、疾患として肥満症が認定されましたが、有効な治療薬が開発されなかったため、投与量、期間を誤ったり、反社会的勢力に横流しされると大社会問題になり、実質的な覚醒剤が保険適応になる状況になっています。

さらにメタボリック・シンドロームという〝新病〟が作られ、以上の全ての疾患を含む概念になりました。腹囲が85㎝以上（男性）で自動的にメタボリック・シンドロームと診断されて特定健診の検査を受けなければならなくなったのです。以前は中年と呼ばれた生活習慣病年代の人を厳しい基準で検査すれば、血圧、脂質異常症、体格指数などいずれかがひっかかります。病気と判定されれば治療しなければなりません。

私は以上の歴史の裏に以前から商業的なクロい動機の存在を感じ取り、業界がグルになって製薬会社のために病気を作っているのではないかと勘繰っていました。このため、自らの収益を圧迫する事が間違いない新基準に製薬会社は猛烈に反発して「日本人間ドック学会の新基準の共同研究者に健保連（保険者：支払い側）が名を連ねているので健康保険の支払いを少なくすることを目的にした恣意的な基準値」と批判しました。しかし、医師に金を渡してアンジオテンシンⅡ受容体阻害剤の高血圧治療薬バルサルタン（ディオバン™：ノバルティス）、カンデサルタン（プロプレス™：武田）の論文を自らの都合のいいように改竄した製薬会社や大学に以上のような批判をする資格があるのでしょうか。

最近は製剤の分子構造を少し変えるだけで〝新・新薬〟の開発が可能になっているのでバルサルタンとカンデサルタンのような似たような薬が多く登場しています。このため、商売敵が多くなった製薬会社は自社の製剤の優位性を強調する宣伝の必要に迫られました。今回の論文改竄問題は日ごろから仲が悪い、同一地域にある大学を代理人にしたバルサルタンとカンデサルタンのさや当てゲームが真相と噂されています。自社製剤優位の宣伝に利用されるのが製薬会社主導の前向き（プロスペクティブ）臨床研究です。患者に薬を投与してその後の臨床経過を調べる研究手法です。今回はこの研究の過程で都合の悪いデータ（経過）を意図的に排除したことが改竄と認定されました。その後の検察の取り調べでは都合のいいデータを捏造したことも明らかになっています。このため刑事事件に発展するのは必定でしょう。

前向き研究に対して後ろ向き（レトロスペクティブ）研究があります。一定の病状の人の過去の臨床経過を辿って調べる研究です。副作用や治療効果が悪い薬剤に対する重要な研究手法です。製薬会社は治療効果が高かった症例以外の臨床研究を支援する気は全くありません。死ぬまで薬を飲まなければならないと信じ込ませる事に成功した生活習慣病は製薬会社のドル箱ですから「臭いものには蓋」です。

生活習慣病の登場で健康食品、サプリメントメーカーも大いなる恩恵を甘受しました。しかし、今回の新基準問題は彼らには逆風になりませんでした。むしろ順風になりました。「新基準ならクスリなど飲まなくてよいのだ、健康食品とサプリメントで十分だ」と宣伝するようになったのです。この考えも非常に危険です。生活習慣病は加齢で発症、増悪します。今は大丈夫でも将来の保証はありません。本書は健康食品やサプリメントにも言及しましたが、読んで分かっていただけたように各疾患へのエビデンスは極めて薄弱で原著論文にするのは無理なものばかりです。あったとしても、恣意性を否定できる二重盲検法ではないので信頼度が低いのが問題です。クスリの宣伝と違ってテレビのテロップに「あくまで個人の感想で、効能を示すものではありません」と流せば誇大宣伝が免責されるのは問題です。

いずれにしても、生活習慣病の治療の本道は〝生活習慣の改善〟です。つまり、食事療法と運動療法です。医師には生活習慣病は薬物療法を行わなくても保険診療では手厚い「特定疾患療養管理料」、「生活習慣病管理料」などの技術料が与えられています。薬価差益がほとんどない現在ではそれだけで経営はギリギリ成り立つと思います。本来、以上の管理料は国(厚生労働省)が薬物療法を行わずに食事療法や運動療法で生活習慣病に対応してもらう事を願って設けた目に見えない医師の技術を評価した管理料です。

しかし、多くの医師はそれらの管理料を取ったうえに西洋薬療法も行っています。国が希望している管理料の趣旨と違います。ところが〝死ぬまで薬を飲ます〟ことができる生活習慣病は製薬会社のドル箱ですから死因になる脳卒中や心筋梗塞の恐怖を煽って西洋薬療法に誘導します。ここでも管理料を取ったうえでの西洋薬療法は製薬会社と医療機関の利害は完全に一致したのです。逆説的に言うと薬を投与すれば管理料の請求根拠になる治療のアリバイが作れます。日本人は薬が世界一好きな民族です。

したがって、時につらく努力や辛抱が必要な食事療法や運動療法より楽で手っ取り早い〝手抜き〟、〝カウチポテト〟の薬物療法を歓迎します。「クスリより食事療法や運動療法で治しましょう」と非薬物療法を指導すると転院される可能性があります。ここでは医師と患者の利害が一致します。

いくら薬価差益が少なくなったといっても高価格の製剤は価格に比例したグロス利益があります。しかし、薬価が高い新しい製剤は作用機序が特定の受容体に作動するピンポイント治療薬なので高血圧症、糖尿病、高脂血症が合併すると他の受容体に作動する薬剤を併用しなければなりません。単一受容体作動薬で治療できる症例はごく少数なのです。このため、高血圧症に限定してもガイドラインで製薬会社の売り上げアップに貢献する三剤併用療法を奨めている程です。複数製剤併用の奨めは糖尿病と脂質異常症も同じです。またピンポイント製剤は効能に関係する作用依存性の副作用が発現します。このため、副作用の治療のために他の製剤を投与しなければなりません。

かくして〝薬漬け〟泥沼に陥ります。このようなことにならないために本編でも述べてきたように西洋薬療法は〝度が過ぎた〟症例に限って導入すべきです。〝度が過ぎていない〟症例に食事療法や運動療法をおろそかにして最初から西洋薬療法を行って薬のピンポイント効能や副作用が原因の新しい病気を作っては本末転倒です。

健康食品やサプリメント療法にも大いに問題があります。治療が手遅れになって病気が進展増悪して〝度が過ぎる〟病態になってしまう事がしばしば起こっています。したがって健康食品とサプリメントはあくまで食事療法の補助と認識すべきで、クスリとは考えてはいけません。これに対して漢方薬は食事療法と運動療法の補助療法として早期から採用すべきです。

そろそろ結論を出す時間になりました。

生活習慣病を診断次第、〝即〟西洋薬治療を行うことは間違っています。まず〝度〟の重症度診断を行って、〝度が過ぎていない〟場合はあくまで漢方薬を併用した食事療法、運動療法を優先します。患者は両療法は面倒で苦痛を伴うのであまり好みません。西洋薬療法が「楽で手っ取り早い」と考えます。そこで、食事療法・運動療法の医学的、経済学的優位を人格障害に行う認知行動療法（假野，2014）[167]のように患者の利得にからめてじっくりと説得する必要があります。これが、最も困難で私は精神疾患の精神療法と同じ労力が必要と考えています。いたずらな西洋薬の副作用の強調は感心しませんが、副作用問題は〝精神療法〟に欠かせません。精神療法に成功した場合は患者に特異的な食事療法と運動療法の詳細なメニューを作成します。そしてそれを口頭ではなくペーパーで提示します。これは医師にとって面倒な仕事です。患者が面倒なことは医師にも面倒です。このようにして医師と患者が相互の信頼性を醸成しながら協力して厳格に行えばとりわけ脂質異常症と肥満症は大きな効果が上がります。

そしてこのような努力にもかかわらず結果が出なかった場合にだけ西洋薬を被せます。食事療法と運動療法を習慣化すれば結果的に西洋薬療法を行う事態になっても多くの論文が指摘しているようにその努力が習慣化して〝癖になる〟と病勢の進行を抑制して西洋薬を減薬できます。決して無駄にはなりません。最初から〝度が過ぎている〟場合は仕方ありません。各疾患のガイドラインにしたがった西洋薬治療を行います。ただし、ガイドラインは製薬会社の影響が濃厚な事に注意します。ガイドラインに掲載してもらうために製薬会社が金品を執筆医師に供与した例を私は知っています。

生活習慣病の最大の治療はそれらの疾患にならないことです。このため、普段からそれを意識した食事や運動を取り入れた健康生活を送る事が重要です。世の中は誘惑に満ちていま す。「別腹」でもお話ししたように快楽を続けると大脳皮質が覚えてしまって麻薬中毒のように習慣性と耐性を獲得してしまいます。このような意味で生活習慣病は精神病です。悲しい事にすべての人が素因者です。宗教的な禁欲生活を送る必要はありませんが、自分も予備軍との病識を常に持つ事で皆さんが生活習慣病を発症しないように、また不幸にも発症してしまった場合は〝度が過ぎない〟場合の食事療法と運動療法で健康寿命を長らえる事を心から願って本書を校了します。

２０１５年新春吉日

假野隆司　拝

【参考文献】

（1） Ueshima H. Explanation for the Japanese paradox: Prevention of increase in coronary heart diseases and reduction in stroke. J Atheroscler Tromb 14: 278-286, 2007

（2） Asia Pacific Cohort Studies Collaboration. Blood pressure and cardiovascular disease in the Asia pacific region. J Hypertens 21: 707-716, 2003

（3） Intersalt Cooperative Research Group. Intersalt: an international study of electrolyte excretion and blood pressure. Result for 24 hour urinary sodium and potassium excretion. BMJ 297: 319-329, 1988

（4） 大久保孝義、ほか：家庭血圧コントロール状況に関する全国調査研究（J-HOME研究）中間報告：２００３年４月末における対象患者１５３３人の家庭血圧状況：Ther Res 24: 1849-1855, 2003

（5） NIPPON DATA80 Research Group: Impact of elevated blood pressure on mortality from all causes, cardiovascular diseases, heart disease and stroke among Japanese: 14 year follow-up of randomly selected population from, Japanese. NIPPON DATA80. J Hum Hypertens 17: 851-857, 2003

（6） Kaplan NM and Victor RG. Kaplan's Clinical Hypertension. 10th ed. Lippincott

Williams & Wilkins, 2010
(7) 日本高血圧学会高血圧治療ガイドライン作成委員会．高血圧治療ガイドライン2009 (JSH2009)．9，日本高血圧学会．ライフサイエンス出版，2009
(8) Nippon Data 80 Research Group: Impact of elevated blood pressure on mortality from all causes, cardiovascular disease, heart disease and stroke among Japanese: 14 year follow-up of randomly selected population from Japanese-Nippon data 80. J Hum Hypertens 17: 851-857, 2003
(9) Lewingstone S, et al. Prospective Studies Collaboration. Age-specific relevance of usual blood pressure to vascular mortality: a meta-analysis of individual data for one million adults in 61 prospective studies. Lancet 360: 1903-1913, 2002
(10) Asayama K, et al. Stroke risk and antihypertensive drug treatment in the general population study. J Hypertens 27: 357-364, 2009
(11) 日本高血圧学会高血圧治療ガイドライン作成委員会・・高血圧治療ガイドライン2009 (JSH2009)．日本高血圧学会．ライフサイエンス出版，2009
(12) Intersalt Cooperative Group. Intersalt: an international study of electrolyte excretion and blood pressure. Result for 24 hour urinary sodium and potassium excretion. BMJ 297: 319-328, 1988
(13) Sacks FM, et al. for the DASH-Sodium Collaborative Research Group. Effects on

blood pressure of reduced dietary sodium and the dietary approaches to stop hypertension (DASH) diet. N Engle J Med 344: 3-10, 2001

(14) Kawano Y, et al. Report of the working Group for Dietary Salt Reduction of the Japanese Society of Hypertension: (1) Rationale for salt restriction and salt-restriction target level for the management of hypertension. Hypertens Res 30: 879-886, 2007

(15) Bibbins-Domingo K, et al. Projected effect of dietary salt reduction on future cardiovascular disease. N Engl Med 362: 590-599, 2010

(16) Appel LJ, et al. A clinical trial of the effect of dietary patterns on blood pressure. DASH Collaborative Research Group. N Engl J Med 336: 1117-1124, 1997

(17) Dickenson HO, et al. Lifestyle interventions to reduce raised blood pressure: a systematic review of randomized controlled trials. J Hypertens 24: 215-233, 2006

(18) Simons-Morton DG, et al. Exercise therapy. In: Izzo Jr JL, et al (eds): Hypertension Primer. 4th ed: 410-411, Lippincott, Philadelphia, 2008

(19) Kinoshita A, et al. What type of hypertensives respond better to mild exercise therapy? J Hypertens 6: s631-s633, 1989

(20) 厚生労働省・健康作りのための運動指針２００６〜生活習慣病予防のために〈エクササイズガイド２００６〉

（21） Haskell WL, et al. American College of Sports Medicine. Physical activity and public health: update recommendation for adults from the American College of Sports Medicine and the American Heart Association. Circulation 116: 1081-1093, 2007
（22） Shaper AG, et al. Physical activity, hypertension and risk of heart attack in men without evidence of ischemic heart disease. J Hum Hypertens 8: 3-10, 1994
（23） Groppellli A, et al. Persistent pressure increase induced by heavy smoking. J Hypertens 10: 495-499, 1992
（24） 日本循環器学会、日本肺癌学会、日本癌学会、日本呼吸器学会・・禁煙治療のために標準手順書　第４版，２０１０年４月
（25） Law MR, et al. Use of blood pressure lowing drugs in the prevention of cardiovascular disease: meta-analysis of 147randamized trials in the context of expectation from prospective epidemiological studies. BMJ 338: 1245-1253, 2009
（26） Wald DS, et al. Combination therapy versus monotherapy in reducing blood pressure: meta-analysis on 11000 participation from 42 trials. Am J Med 122: 290-300, 2009
（27） Bakris GL, et al. The importance of blood pressure control in the patient with diabetes. Am J Med 116 (Supple 5A): 30s-38s, 2004

(28) Seeger H, et al. Valsartan and candesartan can inhibit deteriorating effects of angiotensin II on coronary endothelial function. J Renin Angiotensin Aldosterone Syst 2: 141-143, 2001
(29) Dendorfer A, et al. Comparison of the vascular and antiadrenergic activity of four angiotensin II type 1 antagonists in the pithed rat. J Hypertens 20: 1151-1156, 2002
(30) Goldberg AI, et al. Safety and tolerability of losartan compared with atenol, felodipine and angiotensin converting enzyme inhibitors. J Hypertens Supple 13: s77-s80, 1995
(31) Law MR, et al. Value of low dose combination treatment with blood pressure lowing drugs: analysis of 354 randomized trials. BMJ 326: 1427, 2003
(32) 薬効・薬価リスト．社会保険研究所．東京，2012
(33) Liu YH, et al. Paracrine systems in the cardioprotective effect of angiotensin-converting enzyme inhibitors on myocardial ischemia/reperfusion injury in rats. Hypertension 27: 7-13, 1996
(34) Ectacio RO, et al. The effect of nisoldpine as compared with enalapril on cardiovascular outcomes in patients with non-insulin-dependent diabetes and hypertension. N Engl J Med 338: 645-652, 1998

【参考文献】

（35） Cooper WO, et al. Major congenital malformations after first trimester exposure to ACE inhibitors. N Engl J Med 354: 2433-2451, 2006
（36） Savary K, et al. Role of the rennin-angiotensin system in primitive erythropoiesis in the chick embryo. Blood 105: 103-110, 2005
（37） Bakris GL, et al. The importance of blood pressure control in the patient with diabetes. Am J Med 116（Supple 5A）: 30s-38s, 2004
（38） 假野隆司：八綱、気・血・水弁証法：西洋医学と漢方医学の等質的両眼視で考察した婦人科諸疾患の診断と治療 pp97-106：假野隆司：大阪, 2011
（39） 並木隆雄、寺沢捷年：総合医に必要な漢方の知識 common disease に対する漢方治療・・症状・商工に対する漢方治療：高血圧症：診断と治療 1562-1569, 2009
（40） Ishii K and Kano T. Pharmacological effect of Diao-Teng-San, a blended traditional Chinese herb medicine, in spontaneously hypertensive（SHR）and normotensive Wisyar-Kyoto（WKY）rats. WAKAN-YAKU 4: 107-115, 1987
（41） 石井権二、假野隆司：釣藤散と本態性高血圧症（臨床研究第2報・・ＳＨＲにおける摘出血管と血液生化学検査に対する影響）：和漢薬医誌 3: 334-335, 1986
（42） 假野隆司、石井権二：釣藤散と本態性高血圧症（臨床研究第１報・・血圧と血中脂質および電解質に及ぼす影響について）：和漢薬医誌 3: 332-333, 1986
（43） 荒川規矩男、ほか：TJ-15ツムラ黄連解毒湯による高血圧症の随伴症状における二重

盲検比較試験．臨床と研究 80: 154-172, 2003
（44） Minkowski O, et al. Historical development of the theory of pancreatic diabetes (introduction and translation by R. Levine). Diabetes 38: 1-6, 1989
（45） Banting FG, et al. Pancreatic extract in the treatment of diabetes mellitus. Canadian Medical Association Journal 12: 141-146, 1922
（46） The Diabetes Control and Complications Trial Research Group: The effect of intenstive treatment of diabetes on the development and progression of long-term complications in insulin-dependent diabetes mellitus. N Eng J Med 329: 977-986, 1993
（47） International Diabetes Federation: DIABETES ATLAS 4th EDITION, 2009. http://www.diabetesatlas.org/
（48） Urakami T, et al. Annual incidence and clinical characteristics of type 2 diabetes in children as detected by urine glucose screening in the Tokyo metropolitan area. Diabetes Care 28: 1876-1881, 2005
（49） Neel JV. Diabetes mellitus: a "thrifty genotype rendered detrimental by "progress"?. Am J Hum Genet 14: 353-362, 1962
（50） Mandavilli A and Cyranoski D: Asia's big problem. Nat Med 10: 325-327, 2004
（51） 糖尿病診断基準に関する調査検討委員会．糖尿病の分類と診断基準に関する委員会報

告．糖尿病 3: 450-467, 2010
(52) Levy J, et al, Beta-cell deterioration determines the onset and rate of progression of secondary dietary failure in type 2 diabetes mellitus: the 10-year follow-up of the Belfast Diet Study. Diabet Med 15: 290-296, 1998
(53) Unoki H, et al. SNPs in KCNQ1 are associates with susceptibility to type 2 diabetes in East Asian and European population. Nat Genet 40: 1098-1102, 2008
(54) Yamauchi T, et al. A genome-wide association study in the Japanese population identifies susceptibility loci for type 2 diabetes at UBE2E2 and C2CD4A-C2CD4B. Nat Genet 42: 864-868, 2010
(55) レプチン．Wikipedia. ２０１２年7月閲覧
(56) Clausen JO, et al. Insulin resistance: interactions between obesity and a common variant of insulin receptor subsutance-1. Lancet 346: 397-402, 1995
(57) Vionnet N, et al. Genomewide search for type 2 diabetes-susceptibility genes in French whites: evidence for a novel susceptibility locus for eary-onset diabetes locus on chromosome 1q21-q24. Am J Hum Genet 67: 1470-1480, 2000
(58) Hara K, et al.Genetic variation in the gene encoding adiponectin is associated with an increased risk of type 2 diabetes in the Japanese population. Diabetes 51: 536-540, 2002

【参考文献】

(59) Ozanne SE, Metabolic programming in animals. BMJ 60: 143-152, 2001Lazar M. The humoral side of insulin resistance. Nature Medicine 12: 43-44, 2006
(60) Hotamisligil GS, et al. Adipose expression of tumor necrosis factor-alfa: direct role in obesity-linked insulin resistance. Science 259: 87-91, 1993
(61) Barzilaai N, et al. Leptin selectivity decreases visceral adiposity and enhances insulin action. J Clin Invest 100: 3105-3110, 1997
(62) Leahy JL. Natural history of beta-cell dysfunction in NIDDM. Diabetes Care 13: 992-1010, 1990
(63) Mattews DR, et al. Pulsatile insulin has greater hypoglycemic effect than continuous delivery. Diabtes 32: 617-621, 1983
(64) Lang DA, et al. Brief, irregular oscillation of basal plasma insulin and glucose concentrations in diabetic man. Diabetes 30: 435-439, 1981
(65) 菅田有紀子ほか：2型糖尿病のインスリン療法におけるインスリン離脱可否の予備因子に関する研究．糖尿病 47: 271-275, 2004
(66) Shi H, et al. TLR4 links innate immunity and fatty acid-induced insulin resistance. J Clin Invest 116: 3015-3025, 2006
(67) HAPO study Cooperative Research Group; Metzger BE, et al: Hyperglycemia and adverse pregnancy outcome. N Engl J Med 358: 1991-2002, 2008

(68) 小坂樹徳ら．糖尿病の診断に関する委員会報告．糖尿病 25: 859-866, 1982
(69) Kadowaki et al. Risk factors for worsening to diabetes in subjects with impaired glucose tolerance. Diabetologia 26: 44-49, 1984
(70) Tahara Y and Shima K. Kinetic of HbA1c, glycated albumin, and fructosamine and analysis of their weight functions against preceding plasma glucose level. Diabetes Care 18: 440-447, 1995
(71) Mozaffarian D et al. Trans fatty acids and cardiovascular disease. N Engl J Med 354: 1601-1613, 2006
(72) 厚生労働省．日本人の食事摂取基準（２０１０年度版）第2版．第一出版，東京，2010
(73) Sigal RJ, et al. Effects of aerobic resistance training, or both on glycemic control in type 2 diabetes: a randomizen trial. Ann Intern Med 147: 357-369, 2007
(74) Larsen JJ, et al. The effect of intense exercise on postprandial glucose homeostasis in type II diabetic patients. Diabetorogia 42: 1282-1292, 1999
(75) Lazarevic JJ, et al. Effect of aerobic on microalbuminuria and enzymuria in type 2 diabetic patients. Ren Fail 29: 199-205, 2007
(76) Zhou G, et al. Role of AMP-activated protein kinase in mechanism of metoformin action. J Clin Invest 108: 1167-1174, 2001

(77) Dunn CJ and Peters DH. A review of its pharmacological properties and therapeutic use in non-isulin-dependent diabetes mellitus. Drugs 49: 721-749, 1995

(78) Spiegelman BM. PPAR-γ : adrenergic regulator and thiazolidonedione receptor. Diabetes 47: 507-514, 1998

(79) Okuno A, et al. Troglitazone increase the number of small adipocytes without the change of white adipose tissue in obese Zucker rats. J Clin Invest 101: 1354-1361, 1998

(80) Kadowaki T, et al. Adiponectin and adiponectin receptors in insulin resistance, diabetes, and the metabolic syndrome. J Clin Invest 116: 1784-1792, 2006

(81) Yki H. Thiazokidinediones. N Engl J Med 351: 1106-1118, 2004

(82) Kaku K et al.Long-term effects of pioglitazone in Japanese patients with type 2 diabetes without a recent history of macrovascukar morbidity. Curr Med Res Opin 25: 2925-2932, 2009

(83) Mcintyre N, et al. New interpretation of oral glucose tolerance. Lancet 284: 20-21, 1964

(84) Drucker DJ and Nauck MA. The incretin system: glucagon-like pepetide-1 receptor agonists and dipeptydyl eptidase-4 inhibitors in type 2 diabetes. Lancet 368: 3 68: 1696-1705, 2006

（85） Klonoff DC, et al. Exenatide effects on diabetes, obesity, cardiovascular risk factors and hepatic biomarkers in patients with type 2 diabetes treated for at least 3 years. Curr Med Res Opin 24: 275-286, 2008
（86） Kaku K, et al. Pharmacokinetics and pharmacodynamics of insulin aspart, a rapid-acting analog of human insulin, in healthy Japanese volunteers. Diabetes Res Clin Pract 49: 119-126, 2000
（87） Rosenstock J, et al. Basal insulin therapy in type 2 diabetes: 28-week comparison of insulin glargine (HOE901) and NPH insulin. Diabetes Care 24: 631-636, 2001
（88） Hamilton-Wessler M, et al. Mechanism of protracted metabolic effects of fatty acid acylates insulin, NN304, in dogs: retention of NN304 by albumin. Diabetologia 42: 1254-1263, 1999
（89） 西村甲. 糖尿病. Medical Online 3月号: 20-23, 2008
（90） 我妻恵ほか. 清心蓮子飲による糖尿病治療の臨床試験成績. 日東洋医誌 45: 339-344, 1994
（91） 大平征宏. 糖尿病性末梢障害. 漢方と最新治療20: 287-292, 2011
（92） 坂本信夫ほか. 「しびれ」に対する牛車腎気丸の効果. 神経治療学 12: 35-38, 1995
（93） Suzuki Y, et al. Antinociceptive mechanism of Gosha-jinki-gan in streptozotocin-induced diabetic animal: role of nitric oxide in the periphery. Jpn J Pharmacol 79:

387-391, 1999
(94) 吉田麻美ほか：糖尿病患者における有痛性筋痙攣（こむら返り）に対する芍薬甘草湯の効果の検討：神経治療学 12: 529-534, 1995
(95) 吉田麻美ほか：内臓肥満型糖尿病患者に対する防已黄耆湯の効果：日東医誌 49: 249-256, 1998
(96) 假野隆司：不育症の診断と治療：西洋医学と漢方医学の等質的両眼視で考察した婦人科諸疾患の診断と治療：假野隆司、大阪，2011
(97) 假野隆司：八綱、気・血・水弁証法：西洋医学と漢方医学の等質的両眼視で考察した婦人科諸疾患の診断と治療：假野隆司、大阪，2011
(98) 假野隆司：更年期障害は存在しない：第二部：栄光出版：東京，2014
(99) 日本動脈硬化学会：動脈硬化性疾患予防ガイドライン２００７年版
(100) 日本人間ドック学会・健康保険組合連合：新たな検診の基本検査の基準範囲：日本人間ドック学会と健保連による１５０万人のメガスタディー：2014
(101) 垂井清一郎：厚生労働省特定疾患原発性高脂血症調査研究班：昭和61年度研究報告書，1987
(101) Carr MC, et al. A hepatic lipase gene promoter polymorphism attenuates the increase in hepatic lipase activity with increasing intra-abdominal fat in women Arterioscler Thromb Vac Biol 19: 2701-2707, 1999

【参考文献】

(102) Packard CJ, et al. Apolipoprotein B metabolism and the distribution of LDL and LDL surfractions. J Lipid Res 41: 305-318, 2000

(103) Fredrickson DS, et al. Fat transport in lipoproteins-an integrated approach to mechanisms and disorders. N Engl J Med 273: 34-44, 94-103, 148-156, 215-224, 273-281, 1967

(104) 垂井清一郎: 厚生省特定疾患原発性高脂血症調査研究班昭和62年度報告書, 1987

(105) Kobayashi J, et al. Lipoprotein lipase with a defect in lipid interface recognition in a case with type I hyperlipidaemia. Eur J Clin Inverst 19: 424-432, 1989

(106) Bujo H, et al. Research Committeon Primary Hyperlipidemia of the Ministry of Health, Labour, and Welfare of Japan. Clinical feature of familial hypercholesterolemia in Japan in a database from 1996-1998 by the research committee of the ministry of health, labour and welfare of Japan. J Atheroscler Thromb 11: 146-151, 2004

(107) Miettinen M, et al. Effect of cholesterol-lowing diet on mortality from coronary heart disease and other causes. Lancet 2: 835, 1972

(108) Schaefer EJ, et al. The effect of low cholesterol, high polyunsaturated fat, and low fat diets on plasma lipid and lipoprotein cholesterol levels in normal and hypercholesterolemic subjects. Am J Clin Nutr 34: 1758, 1958

【参考文献】

(109) Zock PL, et al. Dietary trans-fatty acids and serum lipoproteins in humans. Curr Opon Lipidol 7: 34-37, 1996

(110) Steinberg D, et al. Beyond cholesterol. Modifications of low density lipoprotein that increase its atherogenicity. N Engl J Med 320: 915-924, 1989

(111) Blair SN, et al. Physical fitness and all-cause mortality. A prospective study on healthy men and women. JAMA 262: 2395-2401, 1989

(112) Slentz CA, et al. Inactivity, exercise, and visceral fat. STRPIDE: a randomized, controlled study of exercise intensity and amount. J Appl Physiol 99: 1613-1618, 2005

(113) Endo A, et al. ML-236A, ML-236B, ML-236C, new inhibitor of cholesterogenesis produced by Penicillium Citrinum. J Antibiot 29: 1346-1348, 1976

(114) Yamamoto A, et al. Therapeutic effects of ML-236B in primary hypercholesterolemia. Atherosclerosis 35: 259-266, 1980

(115) Ishigami M, et al. Atorvastatin markedly improves type III hyperlipoproteinemia in association with reduction of both exogenous and endogenous apolipoprotein B-containing lipoproteins. Athrosclerosis 168: 359-366, 2003

(116) Mukhatar RYM, et al. Pitavastatin. Int J Clin Pract 59: 239-352, 2005

(117) 多田紀夫. ＨＤＬの臨床的意義―介入試験の成績から―. Therapeutic Res 23: 1135-

1142, 2002
(118) Tenebaum A, et al. Atherogenic dyslipidemia in metabolic syndrome and type 2 diabetes: therapeutic options beyond statins. Cardiovasc Diabetol 5: 20, 2006
(119) 多田紀夫. フィブラート系薬. 日本臨床 64（増刊号9）: 622-626, 2006
(120) Kersten S, et al. Peroxisome proliferator activated receptors and lipoprotein metabolism. PPAR Research: 132960, 2008
(121) Kluger M, et al. An important regular of triglyceride metabolism. J Inherit Metab Dis 2008
(122) Mandard S, et al. The direct peroxisome proliferator-activated receptor target fasting-induced adipose factor (FIAF/PGAR/ANGPTL4) is present in blood plasma as a truncated protein that is increased by fenofibrate treatment. J Biol Chem 279: 34411-34420, 2004
(123) Barnhart JW, et al. Hypercholesterolemic effect of 4, 4'-(isopropylidenedithio)-bis (2, 6-di-t-butylphenol) (probucol). Am J Clin Nutr 23: 1229-1233, 1970
(124) Baxter JD, et al. Metabolism: bile acid heat thing up. Nature 439: 402-403, 2006
(125) Sudhop T, et al. Inhibition cholesterol absorption by ezetimibe in humans. Circukation 106: 1943-1948, 2002
(126) Barter PJ, et al. Effects of torcetrapib in patients at high risk for coronary

events. N Engl J Med 357: 2109-2122, 2007
(127) Rubic T, et al. Stimulation of CD36 and the key effector of reverse cholesterol transport ATP-binding cassette A1 in monocyotid cells by niacin. Biochem Pharmacol 67: 411-419, 2004
(128) Wise A, et al. Molecular identification of high and low affinity receprors for nicotinic acid. J Biol Chem 278: 9869-9874, 2003
(129) 假野隆司.「更年期障害」は存在しない. 栄光出版, 東京, 2014
(130) Nozaki S, et al. Increased compliance of niceritol treatment by addition of aspirin: relationship between changes in prostaglandins and skin flushing. Int J Clin Pharmacol Ther Toxicol 25: 643-647, 1987
(131) Benyo Z, et al. Nicotinic acid-induced flushing is mediated by activation of epidermal Langerhans cells. Mol Pharmacol 70: 1844-1849, 2006
(132) Yokoyama M, et al. Effects of eicosapentaenoic acid on major coronary events in hypercholesterolaemic patients (JELIS): a randomized open-label, blinded endpoint analysis. Lancet 369: 1090-1098, 2007
(133) Needleman P, et al. Triene prostaglandin Prostacyclin and thromboxane biosynthesis and unique biological properties. Proc Natl Acad Sci USA 76: 944-948, 1979
(134) Trebble T, et al. Inhibition of tumour necrosis factor-alpha and interleukin 6

production by mononuclear cells following dietary fish-oil supplementation in healthy men and response to antioxidant co-supplementation. Br J Nutr 90: 405-412, 2003
(135) Okuda N, et al. Relation of long chain n-3 polyunsaturated fatty acid intake to serum high density lipoprotein cholesterol among Japanese men in Japan and Japanese-American men in Hawaii: the INTERLOPID study. Atherosclerosis 178: 371-379, 2005
(136) Mizugichi K, et al. Mechanism of the lipid-lowing effect of ethyl all-cis-5, 8, 11, 14, 17-icosapentaenoate. Eur J Pharmacol 231: 121-127, 1993
(137) Satoh N, et al. Purified eicosapentaenoic acid reduces LDL, remnant lipoprotein particles, and C-reactive protein in metabolic syndrome. Diabetes Care 30: 144-146, 2007
(138) 小林悟：多価不飽和脂肪酸と血液レオロジー．治療学 25: 45-47, 1991
(139) Kawano H, et al. Changes in aspects such as the collagenous fiber density and foam cell size of atherosclerotic lesions composed of foam cells, smooth muscle cells and fibrous components in rabbits caused by all-cis-5, 8, 11, 17-icosapentaenoic acid. J Atheroscler Thromb 9: 170-177, 2002
(140) Thies F, et al. Association of n-3 polyunsaturated fatty acids with stability of

atherosclerotic plaques: a randomized controlled trial. Lancet 361: 477-485, 2003
(141) Okuda Y, et al. Eicosapentaenoic acid enhances nitric oxide production by cultured human endothelial cells. Biochem Biopys Res Commun 232: 487-491, 1997
(142) 丸山征郎．特集メタボリックシンドロームと漢方‥高脂血症・動脈硬化と漢方．漢方最新治療 14: 29-34, 2005
(143) 永田郁夫．生活習慣病と漢方薬‥高脂血症（その2）．薬局 55: 113-122, 2004
(144) Chung HJ, et al. Inhibition of vascular smooth muscle cell migration by serum from rats treated orally with Saiko-ka-Ryukotu-Borei-To, a traditional Chinese formulation. J Pharm Pharmacol 56: 1323-1326, 2004
(145) Itoh T, et al. Efficacy of Choto-san on vascular dementia and the prospective effect of the hooks and stems of Uncaria sinensis on glutamic-induced neuronal death. Mech Ageing Dev 111: 155-173, 1999
(146) 肥満症診断基準検討委員会．新しい肥満の判定と肥満症の診断基準．肥満研 6: 18-28, 2000
(147) A WHO Consultation on Obesity: Obesity-preventing and managing the global epidemic. 1988: World Health Organization, Geneva, 1998
(148) 厚生労働省．平成17年国民健康・栄養調査報告．第一出版株式会社．東京，2007

(149) OECD. Health Data2008 [Online]. Available: http://www.oecd. Org/document/16/0.3343, en_2649_34631_2085200_1_1_1_37407.00.html [accessed November 15, 2008]
(150) Miyoshi M, et al. Regional characteristics of secular changes in obesty-related lifestyle behavior in Japan. Anti-Aging Medicine 5: 30-38, 2008
(151) 吉池信男、ほか: 国民健康・栄養調査を活用した健康および栄養水準に係る都道府県別ベンチマーク指標の検討: 厚生労働科学研究費補助金循環器等生活習慣病対策総合研究事業都道府県等の生活習慣病リスク因子の格差および経年モニタリング手法に関する検討（主任研究者　吉池信男）pp138-139, 2008
(152) メタボリックシンドローム診断基準検討委員会: メタボリックシンドロームの定義と診断基準: 日内会誌 94: 188-203, 2005
(153) 吉松博信: 脳と食欲制御: 臨床糖尿病学、内分泌・糖尿病科 20: 76-90, 2005
(154) 吉松博信: 食行動調節におけるAMPキナーゼの役割: BIO Clinica 20: 86-92, 2005
(155) Lam TK, et al. Hypothalamic sensing of fatty acids. Nat Neurosci 8: 579-584, 2005
(156) Cota D, et al. Hypothalamic mTOR signaling regulates food intake. Science 312: 927-930, 2006
(157) Pocai A, et al. Hypothalamic K（ATP）channels control hepatic glucose

production. Nature 434: 1026-1031, 2005
（158）Gotoh K, et al. Glucagon-like peptide-1, corticotropin-releasing hormone, and hypothalamic neuronal histamine interact in the leptin-signaling pathway to regulate feeding behavior. FASEB J 19: 1131-1133, 2005
（159）吉松博信：カンナビノイド作動薬：分枝糖尿病学の進歩2007（矢崎善雄　監、春日雅人、他　編）、pp175-183、金原出版、東京、2007
（160）吉松博信：脳内モノアミンによる摂食行動調節機構：日臨 61: 57-73, 2003
（161）Yoshimatsu H, et al. Hypothalamic neuronal histamine as a target of leptin in feeding behavior. Diabetes 48: 2286-2291, 1999
（162）Misaki T, et al. Central infusion of histamine reduces fat accumulation and upregulates UCP family in leptin-resistant obesemice. Diabetes 50: 376-384, 2001
（163）吉松博信、ほか：摂食調節に関与する末梢シグナル受容体機構と求心神経路：日臨 61: 47-52, 2003
（164）Masaki T, et al. Obesity in insulin receptor substrate-2-deficient mice: disrupted control of arcuate nucleus neuropeptides. Obes Res 12: 878: 2004
（165）Yoshimatsu H, et al. Sympathetic nerve activity after discrete hypothalamic injection of L-glutamate. Brain Res 601: 121-128, 1993
（166）Pocai A, et al. A brain-liver circuit regulate glucose homeostasis. Cell Metab 1: 53-

61, 2005
(167) 假野隆司．新型うつ病は存在しない．栄光出版社．東京，2014
(168) 平成18年国民健康・栄養調査結果の概要について．厚生労働省ホームページ，http://www-bm.mhlw.go.jp/houdou/2008/04/j0430-2.html
(169) Levine JA, et al. Interindividual variation in posture allocation: possible role in human obesity. Science 307: 584-586, 2005
(170) 岡松優子，ほか．褐色脂肪と白色脂肪，エネルギー代謝における役割．分子細胞治療 5: 330-336, 2006
(171) Cannon B, et al. Brown adipose tissue: function and physiological significance. Physiol Rev 84: 277-359, 2003
(172) Enerback S, et al. Mice lacking mitochondrial uncoupling protein are cold sensitive but not obese. Nature 387: 90-94, 1997
(173) Lowell BB, et al. Towards a molecular understanding of adaptive thermogenesis. Nature 404: 652-660, 2000
(174) Nagase I, et al. Expression of uncoupling protein in skeletal muscle and white fat of obese mice treated with thermogenic β3-adrenergic agonist. J Clin Invest 97: 2898-2904, 1996
(175) Inokuma K, et al. Indispensable role of mitochondrial uncoupling protein 1

(UCP1) for anti-obesity effect of β3-adrenergic stimulation. Am J Physiol 290: E1014-1021, 2006

(176) Inokuma K, et al. Uncoupling protein 1 is necessary for norepinephrine-induced glucose utilization in brown adipose tissue. Diabetes 54: 1385-1391, 2005

(177) 斎藤昌之：エネルギー消費・肥満症（編集　松澤佑次）：pp43-44.最新医学社，東京，2009

(178) Zhang Y, et al. Positional cloning of the mouse obese gene and its human homologue. Nature 372: 425-432, 1994

(179) Ogawa Y, et al. Molecular cloning of rat obese cDNA and augmented gene Zucker fatty (fa/fa) rats. J Clin Invest 96: 1647-1652, 1995

(180) Considine RV, et al. Serum immunoreactive-reptin concentrations in normal-weight and obese humans. N Engl J Med 334: 292-295, 1996

(181) Vaisse Y, et al. Lepin activation of Stat3 in the hypothalamus of wild type and ob/ob mice but not db/db mice. Nat Genet 14: 95-97, 1996

(182) 佐藤哲子，ほか：レプチン抵抗性の発現機序とレプチンの臨床応用：ホルモンと臨52: 71-82, 2004

(183) Rhmoumi K, et al. Selective resistance to central neural administration of leptin in sgouri obese mice. Hypertension 39: 486-490, 2002

(184) Maeda K, et al. Analysis of an expression profile of genes in the human adipose tissue. Gene 190: 227-235, 1997

(185) Maeda K, et al. cDNA cloning and expression of a novel adipose specific collagen-like factor, apM1 (Adipose Most abundant Gene transcript 1) Biochem Biophys Res Commun 221: 286-289, 1996

(186) Shinomura I, et al. Enhanced expression of PAI-1 in visceral fat: possible contributor to vascular disease in obesty. Nature Med 2: 800-802, 1996

(187) Hotamisligil GS, et al. Adipose expression of tumor necrosis factor-alpha: direct role in obesity-linked insulin resistance. Science 259: 87-91, 1993

(188) Choi KM, et al. Serum adiponectin concentrations predict the developments of type 2 diabetes and the metabolic syndrome in elderly Koreans. Clin Endocrinol (Oxf) 61: 75-80, 2004

(189) Fruebis J, et al. Proteolytic cleavage product of 30-30kDa adipocyte complement-related protein increases fatty acid oxidation in muscle and causes weight loss in mice. Proc Natl Acad Sci USA 98: 2005-2010, 2001

(190) Maeda N, et al. PPAR (ligands increase expression and plasma concentration of adiponectin, an adipose-derived protein. Diabetes 50: 2094-2099, 2001

(191) Oral EA, et al. Leptin-replacement therapy for lipodystrophy. N Engl J Med 346:

【参考文献】

570-578, 2002

(192) Furukawa S, et al. Increased oxidative stress in obesity and its impact on metabolic syndrome. J Clin Invest 114: 1752-1761, 2004

(193) Kurata A, et al. Blockade of Angiotensin II type-I receptor reduces oxidative stress in adipose tissue and ameliorates adipocytokine dysreguration. Kidney Int 70: 1717-1724, 2006

(194) Fujita K, et al. Adiponectin protects against angiotensin II-induced cardiac fibrosis through activation of PPAR-alpha. Arterioscler Thromb Vasc Biol 28: 863-870, 2008

(195) Pischon T, et al. Plasma adiponectin levels and risk of myocardial infarction in men. JAMA 291: 1730-1737, 2004

(196) Ouchi N, et al. Adiponectin, an adipocyte-derived plasma protein, inhibits endothelial NF-KappaB signaling through a cAMP-dependent pathway. Circulation 102: 1296-1301

(197) Lavie I, et al. Obstructive sleep apnea syndrome-an oxidative stress disorder. Sleep Medicine Review 7: 35-51, 2003

(198) 日本肥満学会肥満症治療ガイドライン作成委員会：肥満症治療ガイドライン２００６．肥満研 12（臨時増刊号）：2006

(199) Fujioka S, et al. Contribution of intra-abdominal fat accumulation to the impairment of glucose and lipid metabolism. Metabolism 36: 54-59, 1987
(200) Matsuzawa Y, et al. Adiponectin and metabolic syndrome. Arteroscler Thromb Vasc Biol 24: 29-33, 2004
(201) Vgontzas AN, et al. Sleep apnea and daytimesleepinenn and fatigue: relation to visceral fat, insulin resistance and hypercytokisemia. J Clin Endcrinol Metab 85: 1151-1158, 2000
(201) 永山大二: 肥満の改善により腎機能、尿蛋白が改善した糖尿病顕性腎症の2症例: 肥満研究 10, 2004
(202) 腰野富久: 肥満にみられる整形外科疾患合併症: 日臨 53: 382-387, 1995
(203) 日本肥満学会肥満症治療ガイドライン作成委員会: 肥満症治療ガイドライン2006: 肥満研 12臨時増刊号
(204) 松澤佑次、ほか: 新しい肥満の判定と肥満度の診断基準: 肥満研 6: 18-28, 2000
(205) Vague J. La differenciation sexuelle-facteur determinant de forms de l'obesite. Preae Med 30: 339-340, 1947
(206) Kissebah AH, et al. Relationship of body fat distribution to metabolic complications of obesity. J Clin Endocrinol Metab 54: 254-260, 1982
(207) Krotkiewski M, et al. Impact of obesity on metabolism in men and women-

importance of regional adipose tissue distribution. J Clin Invest 72: 1150-1162, 1983

(208) Fujioka S, et al. Contribution of intra-abdominal fat accumulation to the impairment of glucose and lipid metabolism in human obesity. Metabolism 36: 54-59, 1987

(209) Tokunaga K, et al. Ideal body weight estimated from the body mass index with the lowest morbidity. Int J Obes 15: 1-5, 1991

(210) Obesity. Preventing and managing the global epidemic. Report of a WHO consultation on obesity Genova. 3. Global prevalence and secular trends in obesity. 1997

(211) 吉池信男、ほか：ＢＭＩによって判定される肥満・やせの程度と合併症の頻度―国民栄養調査データの再解析―．肥満研４（増刊）‥5-11, 1998

(212) McNeely MJ, et al. Standard definition of overweight and central adiposity for determining diabetes risk in Japanese Americans. Am J Clin Nutr 74: 101-107, 2001

(213) McNeely MJ, et al. Type 2 diabetes prevalence in Asian Americans. Results of a national health survey. Diabetes Care 27: 66-69, 2004

(214) 生活習慣病予防研究会　編：生活習慣病のしおり、社会保険出版社：東京, 2004

(215) Spiegelman BM, et al. Obesity and the regulation of energy balance. Cell 104: 531-

543, 2001
(216) Tappy L, et al. Thermic effect of food and sympathetic nervous sytem activity in humans. Reprod Nutr Dev 36: 391-397, 1996
(217) Westerterp KR. Diet induced thermogenesis. Nutr Metab (Lond) 1: 5, 2004
(218) Norris SL, et al. Long-term effectiveness of lifestyle and behavioral weight loss interventions in adults with type 2 diabetes: a meta-analysis. Am J Med 117: 762-774, 2004
(219) Wing R, et al. Long-term weight loss maintenance. Am J Clin Nutr 82 (1 Suppl): 222S-225S, 2005
(220) Avenell A, et al. Systematic review of the long-term effects and economic consequence of treatments for obesity and implications for health improvement. Health Technol Assess 8: iii-iv, 1-182, 2004
(221) Panzer C, et al. Aggressive diets and lipid responses. Curr Cardial Rep 6: 464- 473, 2004
(222) 中村丁次．半健康人への栄養指導．健康づくり指導者養成テキスト（栄養分野）p55-60．（財）東京都健康推進財団．東京，1999
(223) 佐藤祐造，ほか．糖尿病と耐糖能異常．特定健診・保健指導に役立つ健康運動指導マニュアル（佐藤祐造，他　編），pp156-165．文光堂．東京，2008

(224) Li G, et al. The long-term effect of interventions to prevent diabetes in the China Da Qing Diabetes Prevention Study: a 20 years follow-up study. Lancet 371: 1783-1789, 2008

(225) Fujii T, et al. The association of physical activity level characteristics and other life styles with obesity in Nagoya University alimni, Japan. Scand J Med Sci Sports 8: 57-62, 1998

(226) Lindstrom J, et al. Determinants for the effectiveness of life style intervention in the Finish Diabetes Prevention Study. Diabetes Care 31: 857-862, 2008

(227) Platat C, et al. Relationship of physical activity with metabolic syndrome features and low-grade inflation in adolescents. Diabetologia 49: 2078-2085, 2006

(228) Hasseonen M, et al. Cardiorespiratory fitness as a feature of metabolic syndrome in older men and women. Diabetes Care 31: 1242-1247, 2008

(229) Iwao N, et al. Regional difference in lipolysis caused by a β-adrenergic agonist as determined by the microdianalysis technique. Acta Pysiol Scand 161: 481-487, 1997

(230) 佐藤祐造．高齢糖尿病の運動処方ガイドライン，老年医学 update2008-2009（日本老年以外学会編集委員会 編），pp48-55. メジカルビュー社．東京，2008

(231) Misra A, et al. Effect of supervised progressive resistance-exercise training protocol on insulin sensitivity, glycemia, lipids, and body composition in Asian Indians

with type 2 diabetes. Diabetes Care 31: 1282-1287, 2008
(232) Kubota M, et al. Mechanical horseback riding improves insulin sensitivity in elder diabetic patients. Diabetes Res Clin Pract 71: 124-130, 2006
(233) Petersen AMW, et al. The anti-inflammatory effect of exercise. J Appl Physiol 98: 1154-1162, 2005
(238) 日本肥満学会編：肥満症ガイドライン2006. 肥満研 12 (Suppl): 2-89, 2006
(239) Trenell MI, et al. Increased daily walking improves lipid oxidation without changes in mitochondrial function in type 2 diabetes. Diabetes Care 31: 1644-1649, 2008
(240) Melnilova IC, et al. Anti-obesity therapies. Nat Rev Drug Discov 5: 369-370, 2006
(241) 吉田俊秀：肥満の薬物療法：治療 90: 1701-1707, 2008
(242) Hioki C, et al. Traditional medicine, Bofutushousan, improves hyperinsulinemia in obese subjects. J Chinese Clin Med 31: 312-316, 2008
(243) 李康彦、ほか：一般用大柴胡湯の抗肥満効果：医学と薬学 61: 499-509, 2009
(244) 河上征治：肥満症の漢方治療：現代東洋医学 15: 484-487, 1994
(245) 喜多嶋優修也、ほか：肥満症に対する防風通聖散、防已黄耆湯の影響：日東洋医誌 43: 63-65, 1993
(246) 柴崎敏昭、ほか：ゲンタマイシン腎症ラットへの防已黄耆湯の作用機序：漢方医学

17: 237-240, 1993
(247) Yamakawa J, et al. A Kampo Medicine, Boi-ogi-to, inhibits Obesity in Ovariecotmized Rats. eCAM 7: 87-95, 2007
(248) 高倉昭二、ほか・防已黄耆湯の抗肥満作用に対する実験的研究・ Jpn pharmacol Ther 28: 601-6025, 2000
(249) Buchward H, et al. Bariatric surgery worldwide 2003. Obes Surg 14: 1157-1164, 2004
(250) National Institute of Health Consensus Development Conference Panel: Gastorintestinal surgery for severe obesity. Ann Intern Med 115: 956-961, 1991
(251) Lee WJ, et al. Bartiatric surgery: Asia-Pacific perspective. Obes Surg 15: 751-757, 2005
(252) Cohen RV, et al. Doudenal-jejunal bypass for the treatment of type 2 diabetes in patients with body mass index of 22-34kg/m2: a report of 2 cases. Surg Obes Relat Dis 3: 195-197, 2007
(253) Bachwald H, et al. Bariatric surgery: a systematic review and meta-analysis. JAMA 292: 1724-1737, 2004
(254) Adams TD, et al. Long-term mortality after gastric bypass surgery. N Engl J Med 357: 735-761, 2007

生活習慣病はクスリでは治らない

平成二十七年三月十五日　第一刷発行

著　者　假《か》野《の》隆《たか》司《し》
発行者　石澤三郎
発行所　株式会社　栄光出版社
〒140-0002 東京都品川区東品川1の37の5
電　話　03(3471)1235
FAX　03(3471)1237

検印省略

印刷・製本　モリモト印刷㈱

ISBN 978-4-7541-0149-7